MICHA

# Klangschalen

## spielen, verstehen, einsetzen

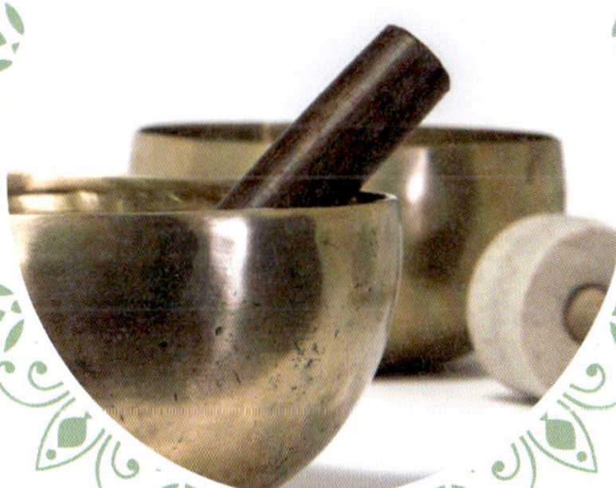

Schirner Verlag

Dieses Buch enthält Verweise zu Webseiten, auf deren Inhalte der Verlag keinen Einflluss hat. Für diese Inhalte wird seitens des Verlags keine Gewähr übernommen. Für die Inhalte der verlinkten Seiten ist stets der jeweilige Anbieter oder Betreiber der Seiten verantwortlich.

Wir verzichten auf das Einschweißen unserer Bücher – **UNSERER UMWELT ZULIEBE!**

ISBN 978-3-8434-5174-1

Michael Reimann:
Klangschalen
spielen, verstehen, einsetzen


Umschlag: Silja Bernspitz, Schirner,
unter Verwendung von
#355848704 (©jelisua88); #1033290961 (©Subbot Anna); #475231264 (©TroobaDoor); #710633431 (©Microgen); #718090780 (©OneyWhyStudio); #787754326 (©Somjate Kangwanrattanakul)
www.shutterstock.com
Layout: Silja Bernspitz, Schirner
Lektorat: Bastian Rittinghaus, Schirner
Printed by: Ren Medien GmbH,
Germany

www.schirner.com

11. Auflage Januar 2020

# Inhalt

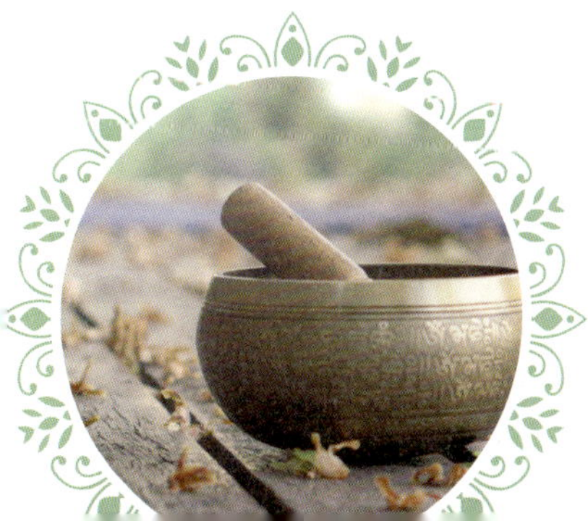

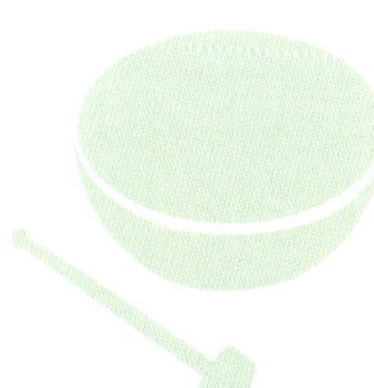

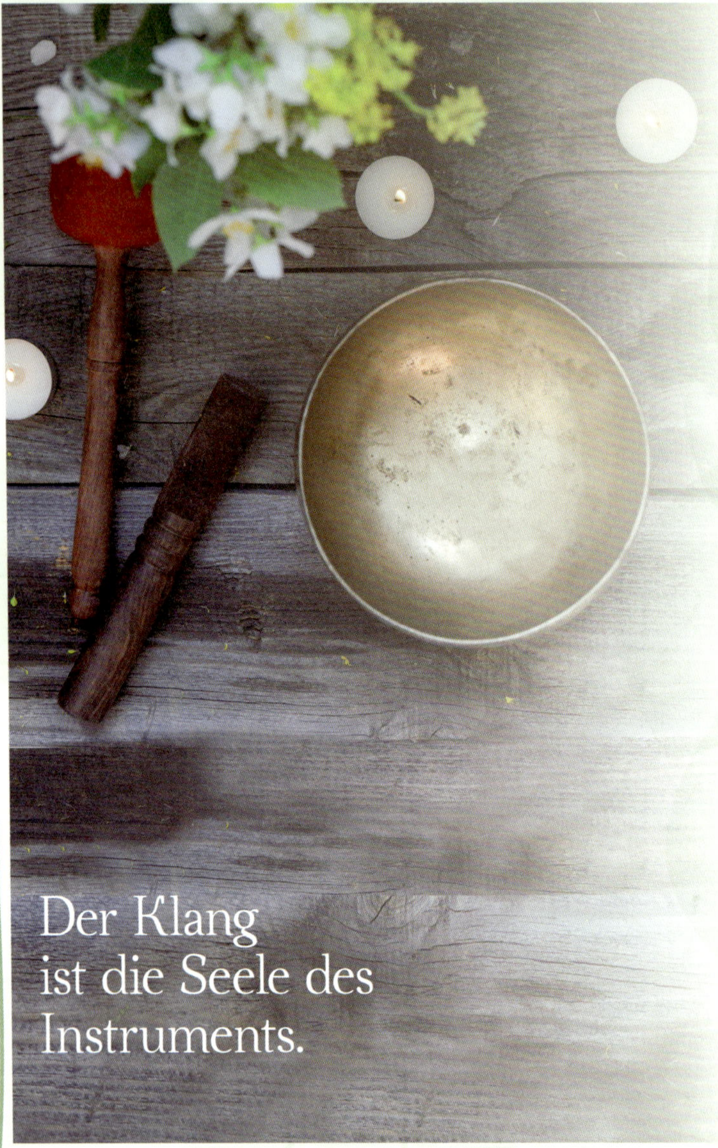
Der Klang
ist die Seele des
Instruments.

# Einführung

Herzlich willkommen zu einer Reise in die Welt des Klanges. Vielleicht sind Sie schon im Besitz einer oder mehrerer Klangschalen. Dann sind Sie bestimmt – so wie ich auch – begeistert von der Klarheit und Dauer des einzigartigen Klangs, der mit ihnen erzeugt werden kann. Nun suchen Sie Anregungen oder Tipps, wie Sie mit Ihrem Instrument umgehen. In diesem Buch werden Sie garantiert fündig.

Sollten Sie noch keine Schale besitzen, so helfen Ihnen die Bezugsadressen im Anhang weiter. Allerdings rate ich Ihnen, eine Schale nicht unbedingt aus dem Katalog zu bestellen oder rein nach äußerlichen Kriterien zu erwerben. Denn neben dem äußeren Erscheinungsbild sollte (vom Preis einmal abgesehen) vor allem der Klang der Schale für Ihre Kaufentscheidung maßgebend sein. Der Klang ist die Seele des Instruments. Und durch Ihr Spiel wird es zum Leben erweckt.

Manchmal ist es schwierig,
aus vielen schönen Schalen die richtige
auszuwählen. Dann entscheiden Sie aus
dem Bauch heraus, hören Sie auf Ihr Gefühl!

Der Anschlag mit einem falschen Schlegel (zu groß, zu klein, zu hart oder zu weich) führt zu einem falschen Höreindruck und kann möglicherweise Ihr Urteil über das Instrument verfälschen. Jede Schale, sofern sie in Handarbeit hergestellt wurde, ist ein Unikat und von ganz individuellen Klangeigenschaften geprägt. Entscheidend ist also zum einen Ihr persönlicher Eindruck vom Klang und zum anderen, zu welchem Zweck Sie die Schale verwenden möchten.
Eines steht fest: Zu allen Zeiten hat sich die Klangschale in die Herzen der Menschen »getönt«, und ihr Zauber wirkt auch heute. Ihre Bedeutung für die Entwicklung unseres Hörens und unseres Bewusstseins ist nicht zu unterschätzen – gerade in unserer lauten und hektischen Welt.
Auch wenn es für diejenigen unter Ihnen, die noch keine Schale besitzen, sonderbar klingen mag: Wenn eine Klangschale erklingt, richtet ihr Ton unsere Aufmerksamkeit auf die Stille, zieht uns mit sich fort in die allumfassende Ruhe. Und dort zeigt sich der wahre Wert der Schale für unser Wohlbefinden: Ist das Wasser aufgewühlt, kann man nicht auf den Grund schauen. Ist die Oberfläche still, sieht man tiefer.
So können die Klangschalen mit ihren lang verklingenden Tönen eine großartige Meditationshilfe sein und uns zu jenem Ort führen, von dem wir uns allzu leicht entfernen: zu uns selbst.

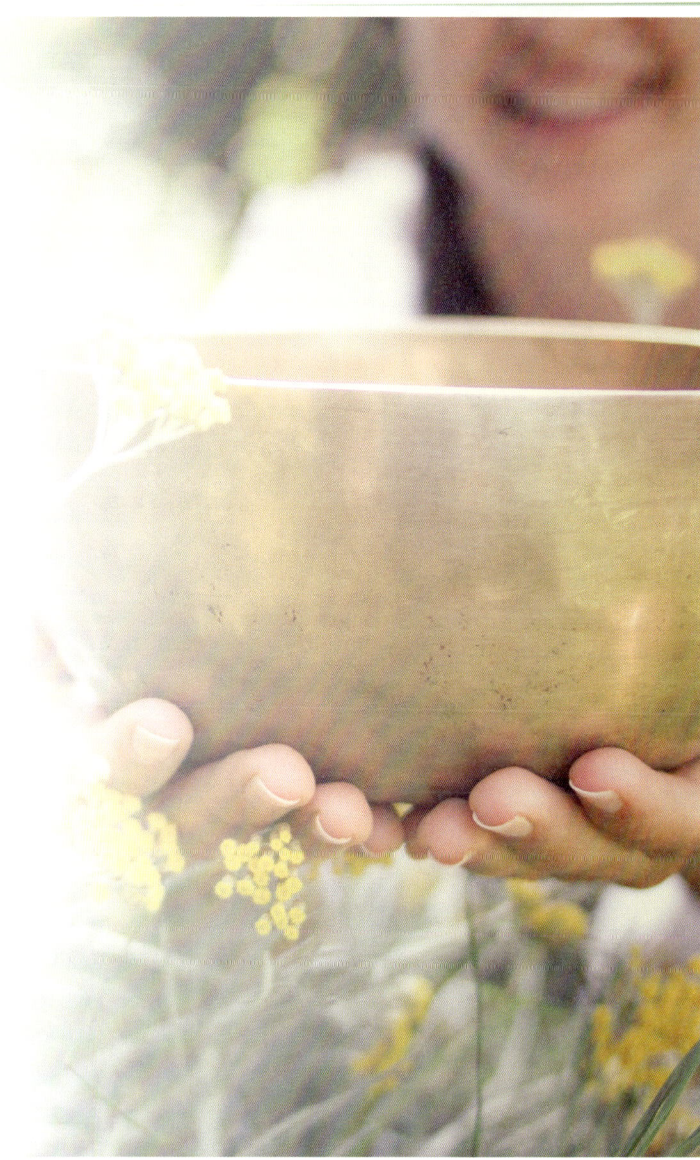

Ich wünsche Ihnen eine ruhige Hand, ein feines akustisches Gespür und eine interessante Reise in die Erfahrungswelt des Klanges.

*Michael Reimann*

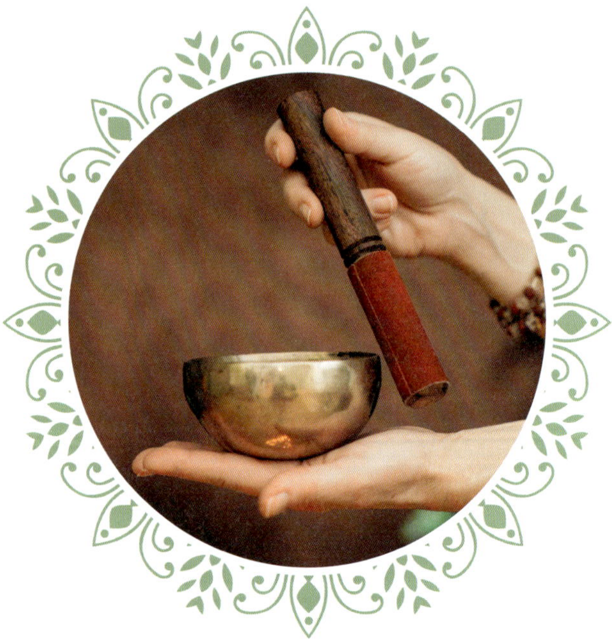

# Der Kauf einer Klangschale

So trivial es auch erscheinen mag: Das erste Kriterium für einen Klangschalen-Kauf ist manchmal der Preis. Große Schalen sehen imposant aus und sind entsprechend teuer, da der Preis nach Gewicht und Umfang bemessen wird. Um sich den Kauf vor Ort zu erleichtern, sollten Sie sich im Vorfeld für ein Limit entscheiden: Wie viel Geld möchten Sie höchstens investieren? Und glauben Sie mir: Spätestens bei einer »Superschale« können Sie schwach werden und Ihre Planung vergessen. Als Einstiegsinstrument empfehle ich Ihnen daher eine gut klingende, mittelgroße Schale, die Sie ab 80 Euro erstehen können.
Nun haben Sie aber für gewöhnlich die Auswahl unter vielen Schalen und somit die Qual der Wahl. Welche ist die richtige? Lassen Sie Ihr Gehör und Ihr Gefühl entscheiden. Probieren Sie eine nach der anderen aus, bis Sie »Ihre« Schale gefunden haben.

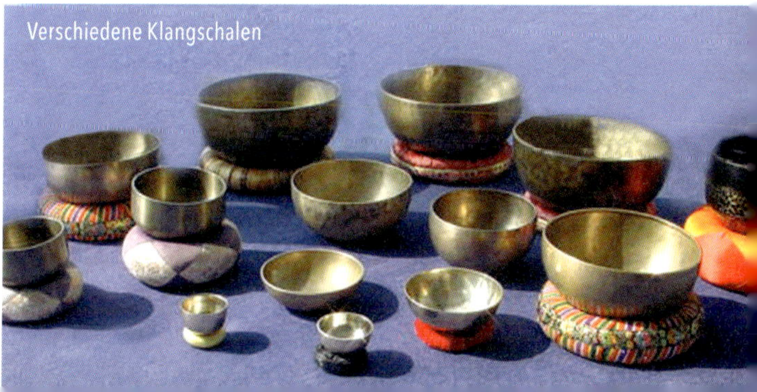
Verschiedene Klangschalen

Der Klang einer Schale hängt von folgenden drei Faktoren ab:
**Dicke des Materials | Durchmesser (Größe) | Verarbeitung**

Wie Sie beim Ausprobieren merken werden, hat jede Schale eine eigene Persönlichkeit mit besonderen Klangeigenschaften. Wegen der großen Nachfrage gibt es nicht nur »alte« Schalen, sondern viele für den Markt neu produzierte, die allerdings nicht unbedingt besser klingen. Auf den folgenden Fotos sehen Sie unterschiedliche Fabrikate aus verschiedenen Ländern.

Ich habe einmal auf einer Hauptstraße in Indien eine vermeintlich preiswerte Schale erhandelt. In ruhiger Umgebung musste ich dann leider feststellen, dass sie nach dem Anschlagen »schepperte«. Dieses unschöne

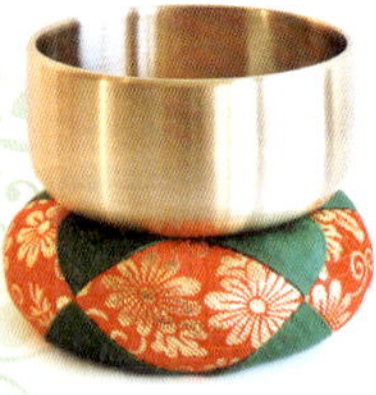
1

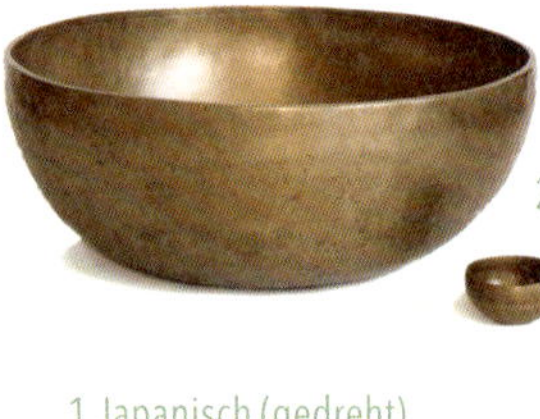
2

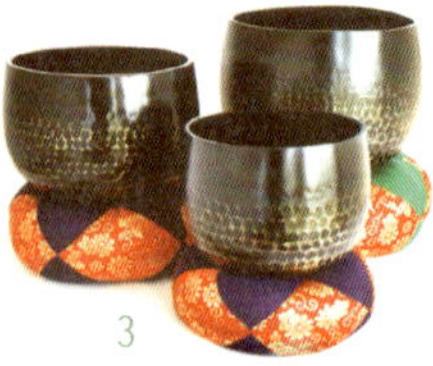
3

1 Japanisch (gedreht)
2 Tibetisch (geschmiedet)
3 Tempelglocken
(gedrückt und gehämmert)

Fotos © mit freundlicher Genehmigung von Peter Stein/Steinklang.de

Nebengeräusch entsteht, wenn ein auch noch so winziger Riss im Material vorhanden ist, den man bei oberflächlicher Betrachtung nicht entdecken kann. Bei gedrehten Schalen aus Messing gibt es kaum Bedenken. Aber wie gesagt: Ihr Gehör ist entscheidend.

EIN GUTER TIPP:
Probieren Sie die Schale möglichst an einem ruhigen Ort aus. Nur so können Sie hören, ob sie rein – also ohne Nebengeräusche – klingt.

Wir können zwei grundsätzliche Herstellungsarten unterscheiden:

- gedrehte Schalen
- geschmiedete Schalen

Eine Ausnahme bilden die Kristall-Klangschalen, die in einem speziellen Verfahren hergestellt werden.

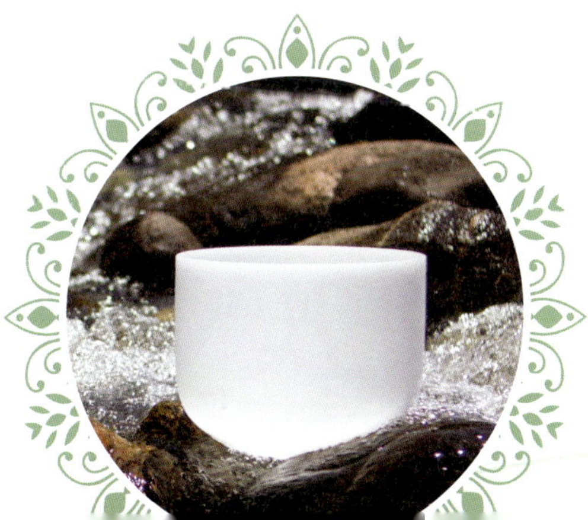

# Die Klangschale zum Klingen bringen

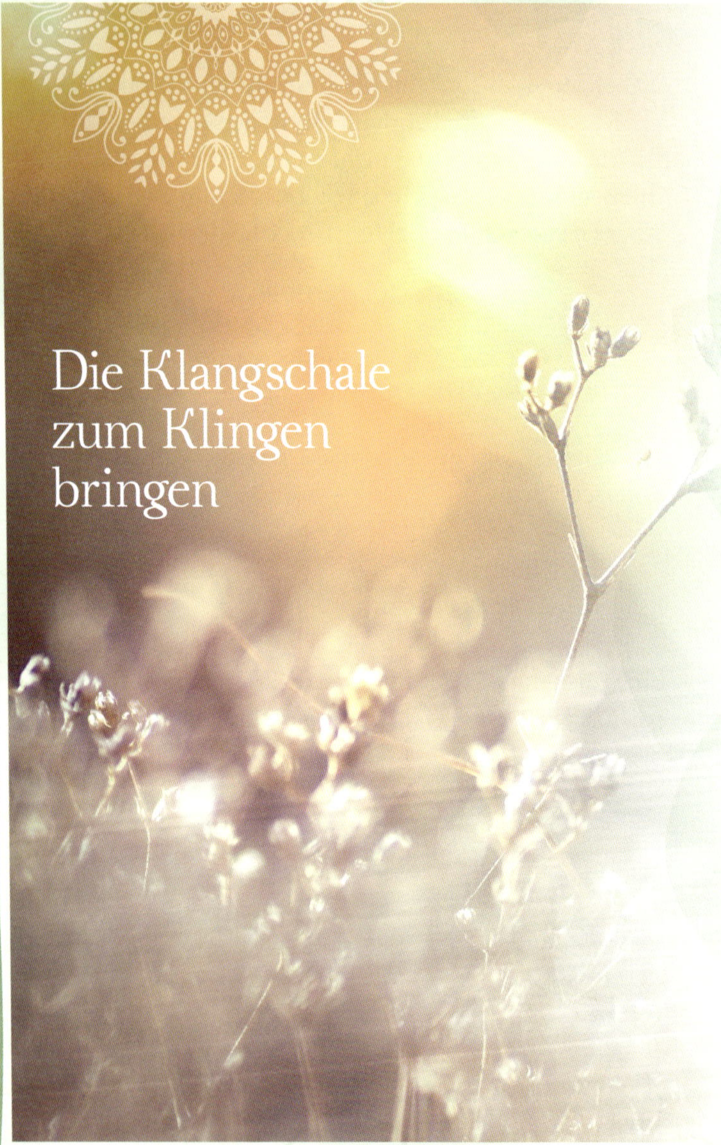

# Klangeigenschaften

Neben einem dominierenden Grundton – ich möchte ihn als Grundklang bezeichnen – hat jede Schale als Ergebnis der Herstellungsmerkmale (Dicke, Durchmesser, Verarbeitung) folgende spezifische Klangeigenschaften:

- die Klangdauer
- das Klangvolumen
- die Grundtonfrequenz
- den Obertonreichtum

## KLANGDAUER

Entscheidend ist hier die Stärke des Anschlags: Je stärker er ist, desto länger wird die Schale ausklingen. Und gerade diese Eigenschaft ist es, die an den Schalen so sehr fasziniert, denn sie weist uns den Weg in die Stille. Mehr darüber finden Sie im Kapitel »Mit der Klangschale meditieren« (S. 37).

Der charakteristische Klangschalen-Sound setzt mit einem vergleichsweise lauten Ton ein und vermindert sich beständig, bis wir ihn nicht mehr wahrnehmen. Diese Technik können Sie immer wieder anwenden. Es gibt aber auch Anschlagtechniken, die kein stetiges Anschlagen der Schale erfordern, zum Beispiel das Reiben, das im Kapitel »Das Spiel mit der Klangschale« (S. 28) beschrieben ist.

## KLANGVOLUMEN

Wie bei Glocken ist das Volumen des Klanges einer Schale von ihrer Größe abhängig. Die Schalen in Gebrauchsgröße haben je nach Bauart sehr unterschiedliche Klangfarben, die davon abhängen, ob die Schalen einen flachen oder einen hohen Rand haben und aus welchem Material sie gefertigt sind. Die Vielfalt ist groß, wie Sie auf den Fotos sehen.

Die verwendeten Materialien können unterschiedlich ausfallen. Basisbestandteile sind Kupfer und Zinn (Bronze). Dazu können Nickel, Cobalt, Mangan, Vanadium, Antimon, Chrom, Titan, Blei, Eisen, Tellur, Selen sowie Spuren von Gold und Silber u. a. kommen.

Grundsätzlich gilt: Je dünner die Wandung, desto tiefer ist der Klang – je dicker die Wandung, desto höher ist der Klang. Die Ausgewogenheit des Klanges wird auch durch die Gleichmäßigkeit der Fertigung des Randes bestimmt.

## GRUNDTONFREQUENZ

Beim Anschlag kann auch eine sehr große Schale sehr hoch klingen, wenn – zum Beispiel durch einen zu kleinen oder harten Schlegel – nur ein Teil des Materials in Schwingung versetzt wird. Wenn Sie aufmerksam lauschen, hören Sie fast immer mehrere Töne: einen meist tiefen Grundton und einige höher liegende. Dies sind die Obertöne, hohe Töne, die den Gesamtklang der Schale bestimmen.

Interessant wird es, wenn Sie glauben, Sie würden wirklich nur einen Ton hören. Jeder Ton (außer dem Sinus-Ton, siehe Kapitel »Das Schwingungsgesetz der Obertöne« (S. 32)) besteht immer aus Teiltönen, sodass Sie bei intensivem Nachhören in jedem Fall auf diese Töne stoßen.

## OBERTONREICHTUM

Wenn Sie eine Klangschale zum Klingen bringen, hören Sie vermutlich erst einmal ein »Gemisch« aus vielen unterschiedlichen Tönen. Diese hohen und tiefen Töne entstehen, weil die Schale nicht nur in ihrer Ganzheit schwingt, sondern auch in großen oder kleinen Teilbereichen, die wiederum verschiedene Schwingungen erzeugen.
Der tiefste Ton, den Sie wahrnehmen können, dürfte der Grundton sein. Er ist für den Gesamtklang verantwortlich. Über ihm schwingen meist sehr helle Teiltöne mit, die, wenn sie gut zum Grundton passen, einen in seiner Gesamtheit harmonischen Höreindruck hinterlassen. Ist jedoch eine Dissonanz (ein nicht harmonischer Zusammenklang mit dem Grundton) auszumachen, so werden die Töne einen weniger guten Höreindruck vermitteln.

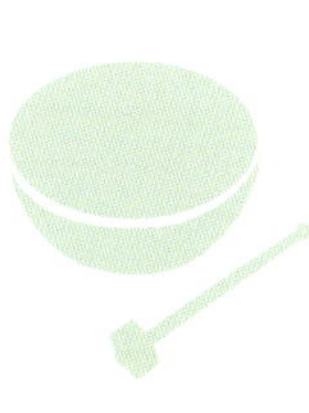

# Klang sehen

Was wir sonst nur hören können, zeigen uns diese Schwingungsfiguren eines Oszilloskops (Phasenkorrelations-Messgerät): Auf dem ersten Foto (Abb. 1) sehen Sie einen Klang, der von unterschiedlichen Instrumenten erzeugt wird.

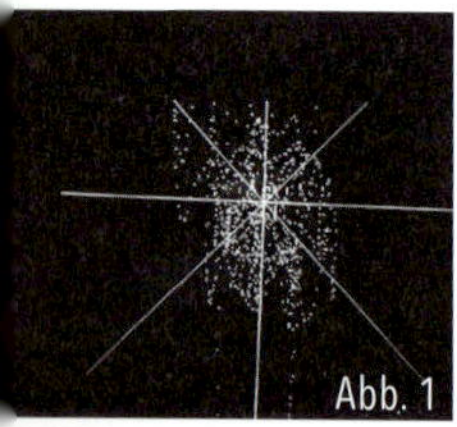
Abb. 1

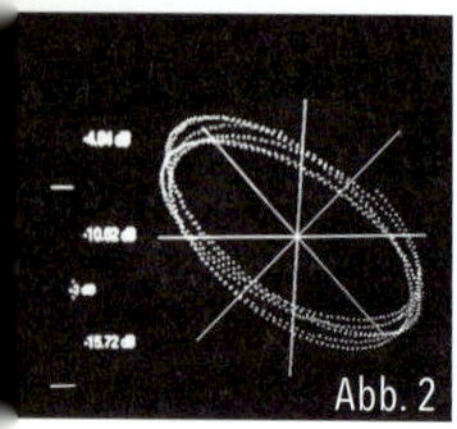
Abb. 2

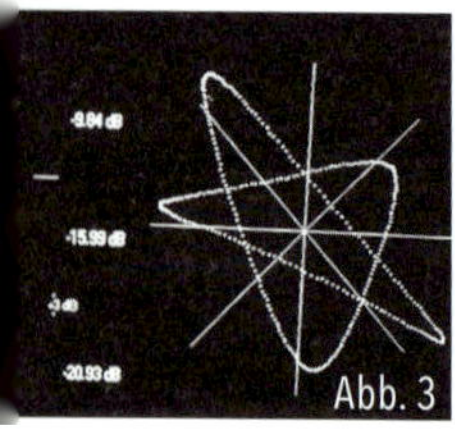
Abb. 3

Auf dem zweiten und dritten Foto (Abb. 2, 3) erkennen Sie die Klänge von Klangschalen, die einen klaren, gebündelten Ton mit Obertonanteilen erzeugen. Erstaunlich sind dabei die pulsierenden, immer in Veränderung begriffenen, ausgewogenen Figuren, die uns die Harmonie der Klänge sichtbar machen.

Bemerkenswert sind die Figuren, die von diesen Klangschalenschwingungen erzeugt wurden. Auf dem oberen Bild (Abb. 2) sehen Sie einen kreisförmigen Klang. Der Kreis gilt als die harmonischste und perfekteste geometrische Figur. Auf dem unteren Bild (Abb. 3) sehen Sie einen Fünfstern. Dieser würde genau in den Kreis hineinpassen!

# Tradition und Herstellung der Klangschalen

Um diesem an der Praxis orientierten Buch gerecht zu werden, möchte ich hier nur das Wesentlichste über Geschichte und Herstellung der Schalen zusammenfassen.

Wenn Sie einmal nach Asien kommen, werden Sie schnell feststellen, dass die Klangschalen allgegenwärtig sind und auf verschiedene Weise eingesetzt werden: So findet sich auf fast jedem Altar eine Klangschale. Man erklärte mir, dass sie von jeher neben Räucherwerk und Gebet als weiteres, akustisches »Signal« bei der Anrufung der Göttlichkeit in religiösen Zeremonien Verwendung findet. Viel älter aber dürften die Schalen der Mönche sein, die diese als Bettel- und Essschale verwendeten. Und so banal es auch klingt: In Tibet werden Klangschalen auch als Haushaltsgegenstände genutzt – beim Kochen.

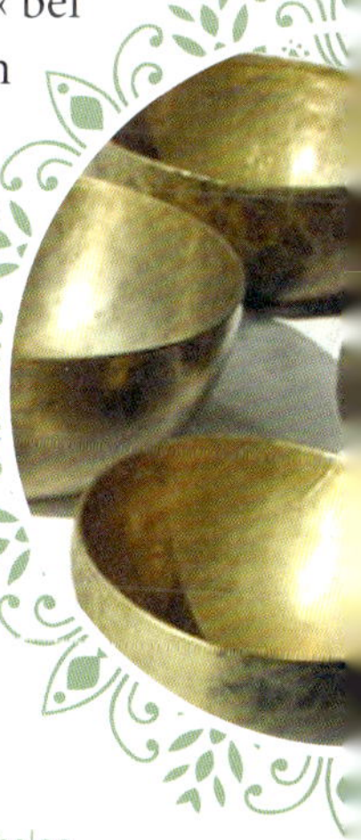

Die tibetischen Schalen bestehen meist aus sieben Metallen: Gold, Silber, Kupfer, Eisen, Zinn, Blei und Quecksilber.

Die größte Version der Klangschale ist die Glocke, die in Asien meist über einem Erdloch hängt. In tibetischen und japanischen Klöstern wird sie mit einem großen Holzbalken zum Klingen gebracht.

Die kleinste ihrer Art ist die Inkin, sie ist an einem Stab befestigt und wird, vor allem im Zen-Buddhismus, bei Meditationen verwendet.

Ergänzende ausführliche und schön bebilderte Beschreibungen zu unterschiedlichen Schalen finden Sie in den Büchern »Gesang der Stille« von David Lindner und »Klangschalen« von Peter Hess.

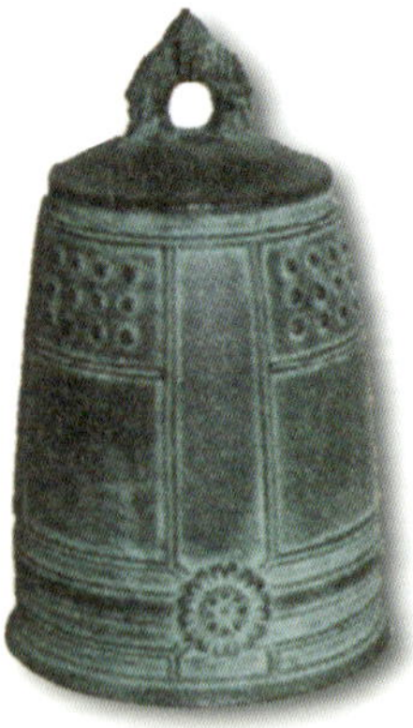

Erdglocke

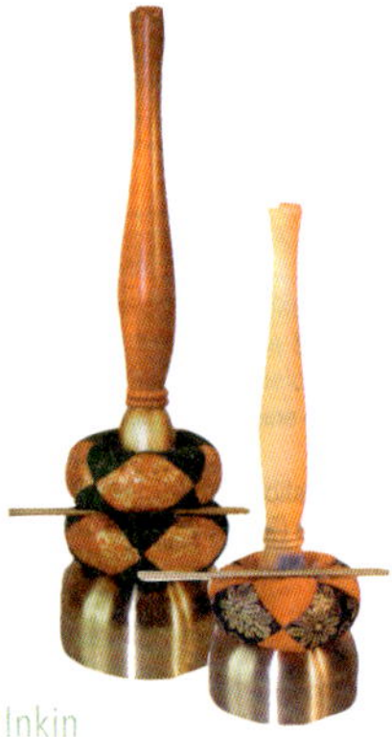

Inkin

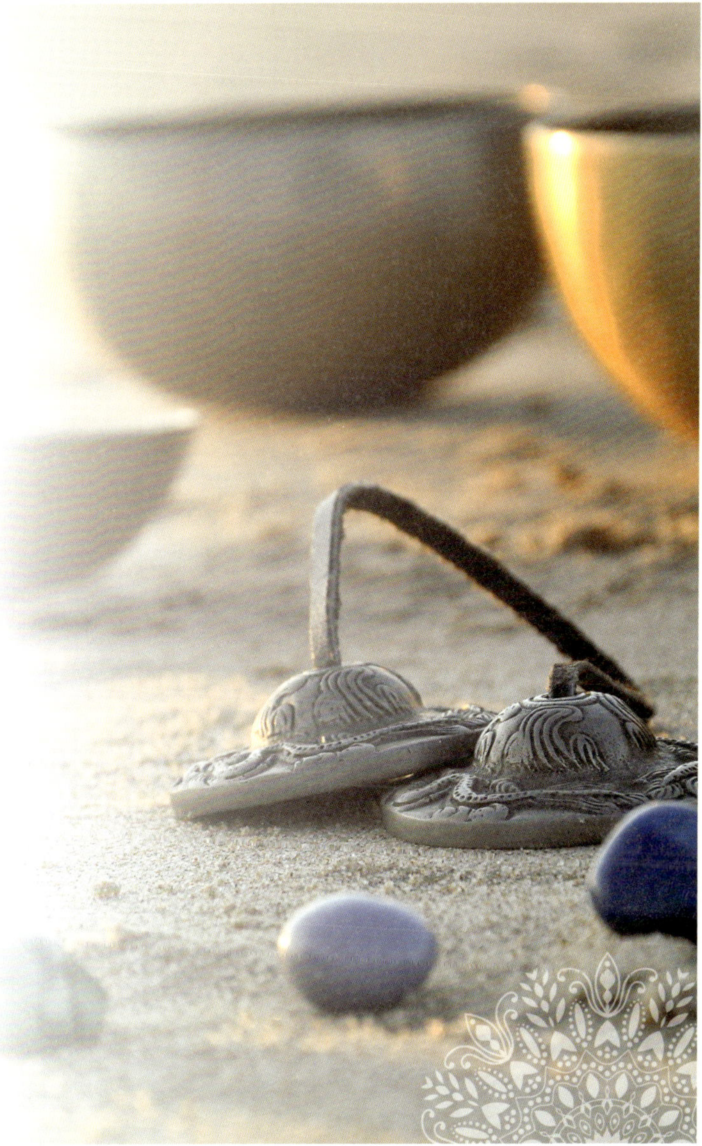

# Das Zubehör

## DER SCHLEGEL

Der »richtige« Schlegel ist immer der, der die ganze Masse der Schale in Schwingung versetzen kann. Ein kleinerer würde immer nur Teilschwingungen (Obertöne) erzeugen, ein zu großer oder zu weicher Schlegel nur die tiefen Frequenzen zum Klingen bringen.

Der richtige Schlegel ist also entscheidend für die Klangqualität. Versuchen Sie es! Nur durch Ausprobieren erlangen Sie das Gespür und die Hör-Erfahrung, die für die Auswahl notwendig sind. Auch der Improvisation sind hier keine Grenzen gesetzt. Ich habe zum Beispiel einen Paukenschlegel aus Filz mit einem Lammfell umwickelt. Dieser ist selbst für größere Gongs geeignet.

Der richtige Schlegel wird natürlich auch nach der Spiel- oder Anschlagsart gewählt. Sie können eine sehr kleine Schale mit einem kleinen Holzschlegel anschlagen. Für die Reibetechnik würde ich hingegen einen größeren empfehlen.

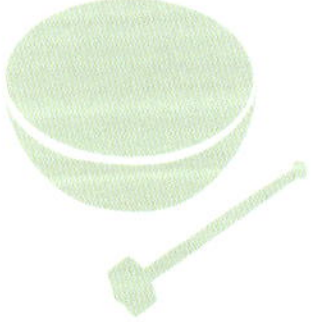

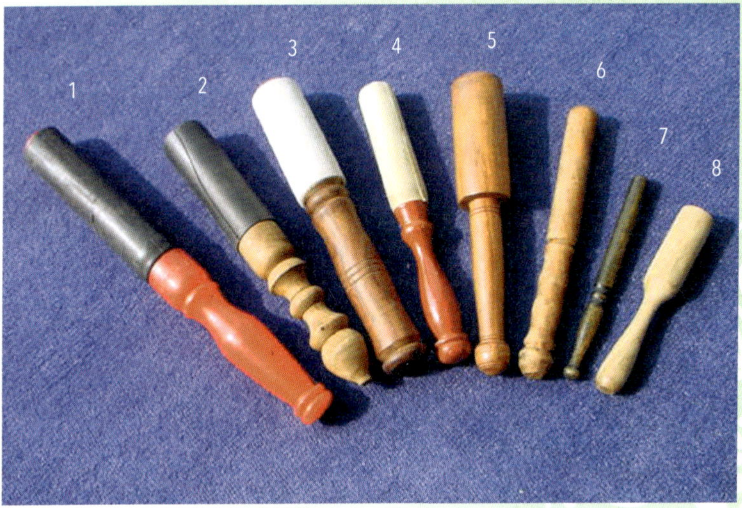


1, 2 Gummischlegel; 3 Filzschlegel, 4 Lederschlegel; 5, 6, 7, 8: Holzschlegel

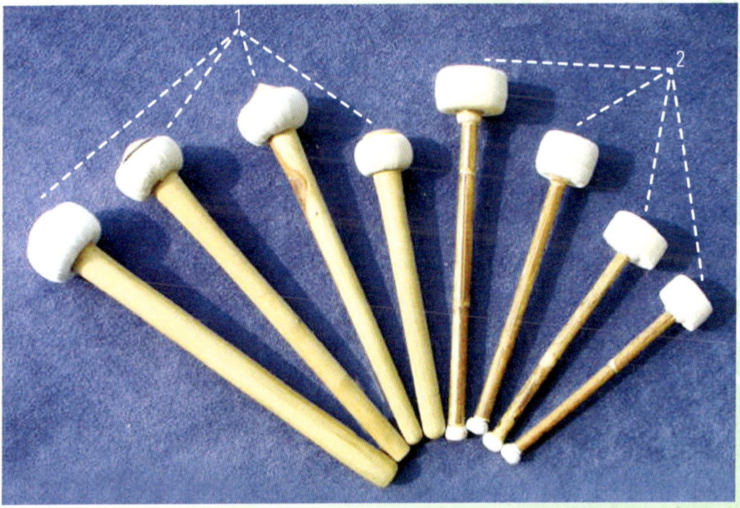


1 leinenumwickelteSchlegel; 2 Filzschlegel

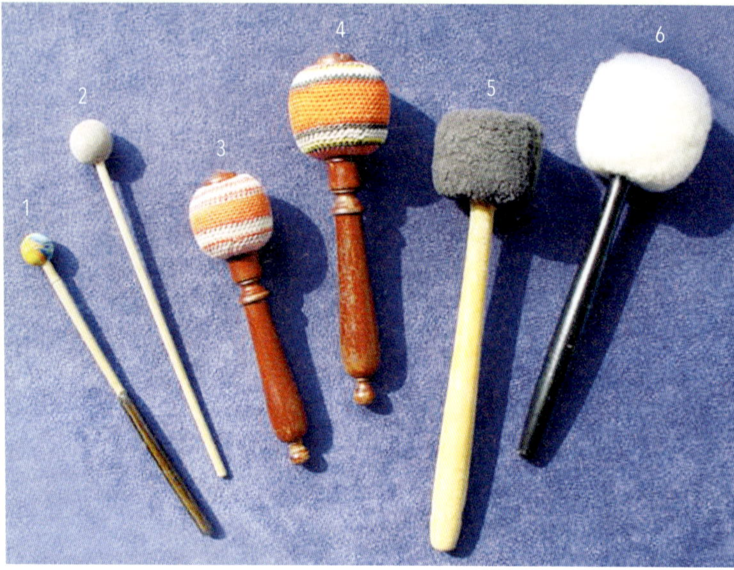


1 Vollgummischlegel; 2 Filzschlegel; 3, 4 Buckelgongschlegel; 5, 6 Paukenschlegel

Zu Ihrer Orientierung sehen Sie hier die Schlegel, die ich selbst benutze und die auch in Fachgeschäften erhältlich sind.

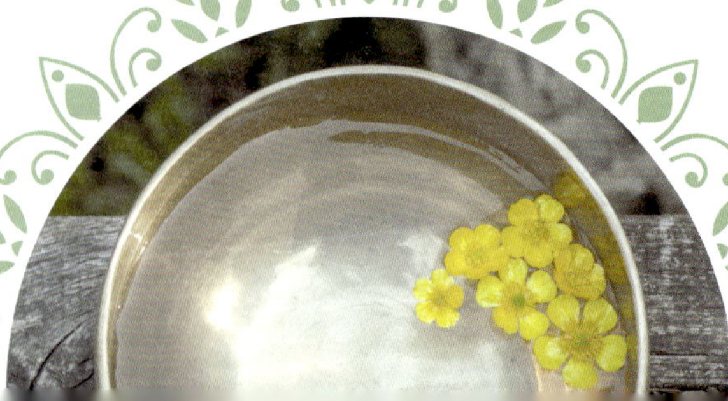

## DIE UNTERLAGE

Die passende Unterlage ist entscheidend für einen schönen und freien Klang. Die Auswahl wird bestimmt vom Verhältnis von Größe, Beschaffenheit und Anwendungsgebiet der Schale.

Die Standardunterlagen sind ein Ring oder ein flaches Kissen. Auch hier sollten die Verhältnisse stimmen. Platzieren Sie also keine große Schale auf einem kleinen Kissen und umgekehrt.

Für meine großen Schalen haben sich Ringe mit Bastumwicklung bewährt, wie sie zum Herstellen von Adventskränzen in Bastelläden erhältlich sind.

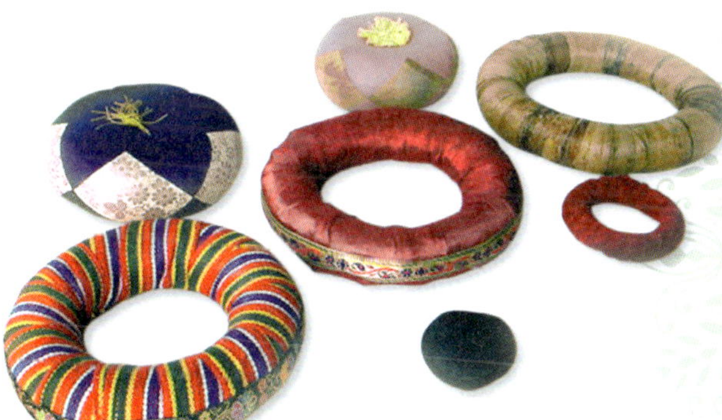

Unterlagen: Gummiring, Kissen, Bastring

# Das Spiel mit der Klangschale

## DAS ANSCHLAGEN

Grundsätzlich bevorzuge ich beim Umgang mit der Schale eine Haltung, bei der ich sie auf meinen Fingerspitzen trage – zumindest dann, wenn ich sie konzertant spiele oder sie zum Mund führe (Näheres darüber im Kapitel »Experimente mit der Klangschale« (S. 64)). Der Vorteil dieser Handhaltung ist, dass man die Schwingungen mit den Fingerspitzen erspüren kann, wo ja bekanntlich unsere Nerven und Meridiane, die energetischen Kanäle, enden. Man spricht nicht umsonst von »Fingerspitzengefühl«. Deswegen ließe sich die Übertragung der Schalenvibration auf diese sensiblen Körperregionen sogar als therapeutisch bezeichnen.

Wem diese Haltung zu unsicher scheint, der möge die Schale auf die flache Handfläche stellen. Grundsätzlich gilt: Je weniger sie festgehalten wird, desto freier ist das Schwingungsverhalten und desto schöner ihr Klang.
Ausgenommen sind hier die Anwendungen im direkten Körperkontakt, bei dem die Schwingungsübertragung auf den Menschen beabsichtigt ist.
In meinen Seminaren praktiziere ich folgende Methode: Ich schlage die Schale mit einem Buckelgongschlegel

am Rand an und lasse die Testperson erst den tiefen Grundton wahrnehmen, indem ich die Schale relativ nah vor sie halte. Nicht jedem ist dies auch angenehm. Achten Sie also bitte auf die Reaktion Ihres Partners. Dann bewege ich die Schale in Richtung Stirn und halte den Holzgriff des Schlegels vorsichtig an den Rand der schwingenden Schale, bis ein Oberton erklingt. Mit dem Verklingen bewege ich die Schale über den Kopfbereich, bis sie ausgeklungen ist.

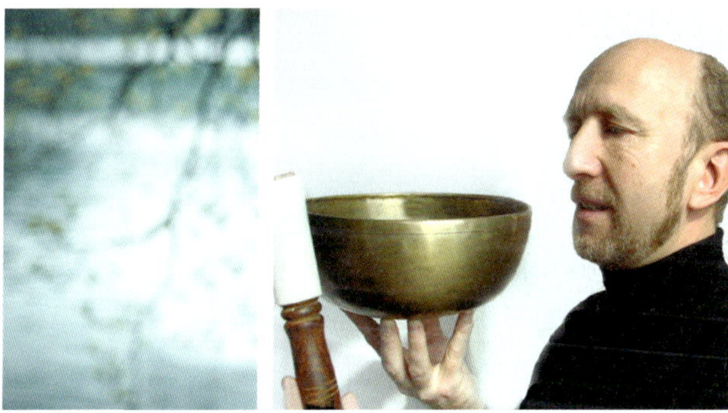

Optimale Spielhaltung: Schale auf den Fingerspitzen

## REIBETECHNIKEN

Die spontane Reaktion im Umgang mit einer Schale dürfte ein Schlag gegen dieselbe sein. Man möchte sie »singen« hören. Aber auch hierbei ist der Anschlagspunkt entscheidend für das Klangerlebnis. Es sollte ein Punkt am oberen Rand der Schale gewählt werden, da

die Schwingungsfähigkeit der Schale im mittleren bis unteren Bereich nachlässt.
Eine viel geheimnisvollere Art der Klangerzeugung ist die des Reibens. Verwenden Sie dafür einen Holzschlegel, und drücken Sie ihn relativ fest an den Rand der Schale. Nun beginnen Sie, ihn langsam kreisförmig um den Schalenrand zu bewegen. Dies darf nicht zu langsam und nicht zu schnell geschehen. Nach einigen Versuchen werden Sie ein Gefühl dafür bekommen haben. Beim Reiben beginnt sich wie aus der Ferne ein leiser und immer stärker werdender Ton zu entwickeln. So lange, bis er eine Lautstärke erreicht hat, bei der der Schlegel nicht mehr an den Rand gehalten werden kann, weil er in einem schnarrenden, unschönen Geräusch an diesem hin und her scheppert. Irgendwann hat man es bei dieser Spieltechnik im Gefühl, wann jener Zeitpunkt gekommen ist, und verweilt vorher bei einer mäßigen Geschwindigkeit.

Die Schlegel, die hier zur Anwendung kommen, können mit Leder oder Gummi ummantelt sein. Größere Schalen kommen mit Holzschlegeln schneller ins Schwingen.
Statt den Schlegel rund um den Rand der Schale zu reiben, kann man auch mit einer Hin-und-her-Bewegung arbeiten. Das tut dem kontinuierlichen Klingen der Schale erstaunlicherweise keinen Abbruch.

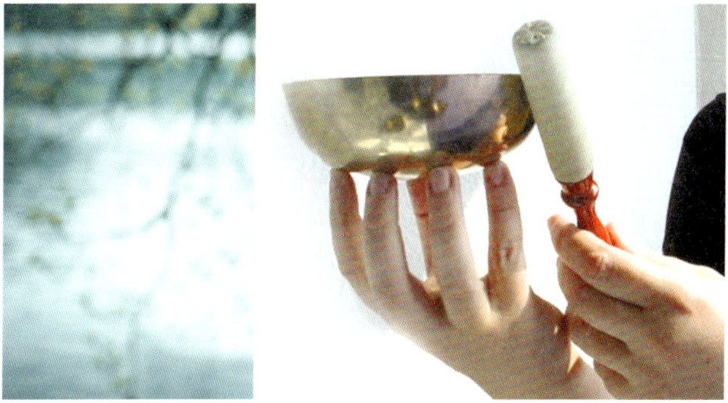

Der beste Anschlagsbereich

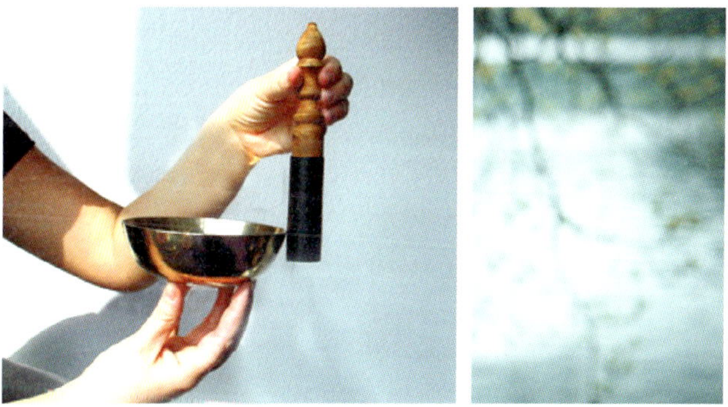

Das Reiben der Schale

# Das Schwingungsgesetz der Obertöne

## WAS SIND OBERTÖNE?

Zum tieferen Verständnis des Klangspektrums einer Klangschale möchte ich Ihnen hier das Naturtongesetz der Obertöne veranschaulichen. Es entspricht ungefähr dem des Farbspektrums, allerdings in einer ganz anderen Dimension.

Ein Klang ist die Summe vieler einzelner Töne: eben der Obertöne. So wie wir das Licht durch ein Prisma schicken, um erst dadurch die Farben in ihm zu entdecken, können wir auch die einzelnen Farben der Musik hörbar machen.

Diese Klangfarben werden durch die unterschiedliche Dominanz einzelner Obertöne bestimmt: den Formanten oder sogenannten Resonanzfrequenzen. Durch diese Klangfarben unterscheiden wir die Klänge unserer Umwelt, zum Beispiel den Ton eines Cellos von dem einer Kreissäge. Der erstere hat eine konsonante, das heißt gleichmäßige, Schwingung, der andere schwingt dissonant, also ungleichmäßig.

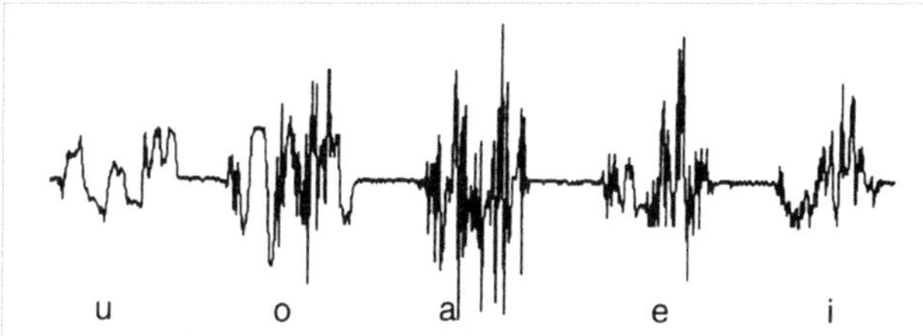


Gesungene Vokale mit Obertonanteilen

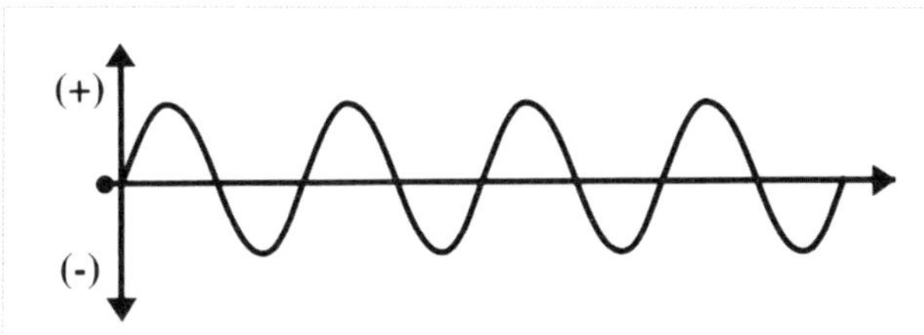


Sinus-Ton, keine Obertöne

Obertöne wirken als ein Naturgesetz der Schwingung in und um uns. Sie sind tönender Ausdruck der Materie, der Schöpfung. Ja, man spricht sogar von seelischen Schwingungen.
Obwohl die Menschheit schon sehr früh mit Saiten- und Blasinstrumenten umging, entwickelte sich doch das Bewusstsein für differenzierte Klänge erst später. So betrieb Pythagoras (griechischer Philosoph, ca. 570–510 v. Chr.) in seiner Schule die ersten Forschungen rund um die harmonisch-mathematischen Proportionen.

Es gibt keine »falschen« Töne!
So, wie es kein falsches Wetter gibt –
nur unpassende Kleidung.

## AUFBAU DER OBERTONREIHE

Den Obertönen kommen wir, wenn wir sie verstehen wollen, naturgemäß am ehesten mit musikalischen Experimenten näher. Lassen wir eine Saite in ihrer Ganzheit schwingen, so hören wir einen ganz bestimmten Ton. Sie können dies gut mit einer Gitarre, einem Cello, einer Harfe oder einem Flügel ausprobieren.

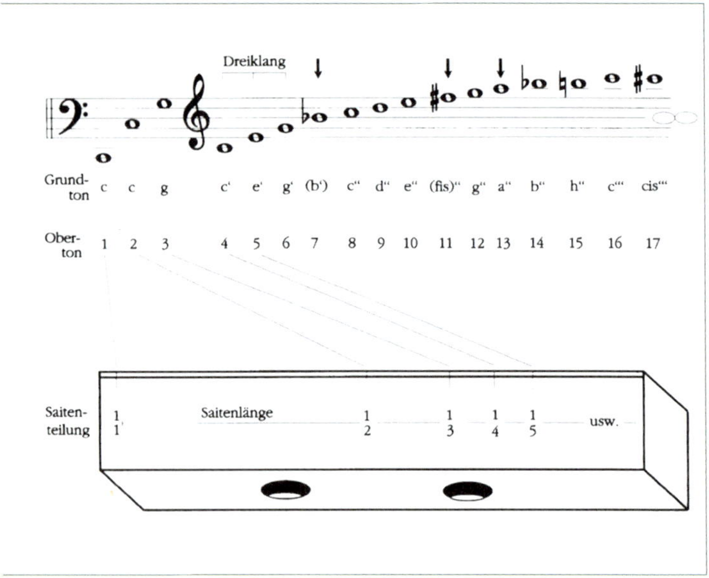

Teilen wir jetzt die Saite durch Druck mit einem Finger genau in ihrer Mitte, so hören wir den ersten Oberton. Unsere Saite schwingt in zwei gleichen Teilen, sie wurde halbiert. Nur unsere Ohren sagen uns hier ganz genau, wo die Mitte zu finden ist. An diesem Punkt, und nur an dieser Stelle, HÖREN wir die Mitte, genauer gesagt: den Oktav-Ton. Aus einer großen Schwingung werden zwei kleine. Der Grundton wird demnach auch zum ersten Oberton.

Dieses Schwingungsgesetz wirkt in allem, was in eine beständige Schwingung versetzt werden kann, also auch in unseren Klangschalen. Da diese in ihrer Form sehr symmetrisch und ausgeglichen gebaut wurden, schwingen sie auch in der entsprechenden Ausgewogenheit.

Selbst in größeren Schneckengehäusen, die in Indien und Tibet schon seit langer Zeit als Ritualinstrument Verwendung finden, erklingen diese Tonfolgen.

Eine wunderschöne und faszinierende Art, die Obertonschwingungen einer Klangschale mittlerer Größe zu isolieren und hörbar zu machen, ist das »Klangtrinken«, das im Kapitel »Experimente mit der Klangschale« (S. 64) noch einmal genauer beschrieben wird. Dabei schlagen wir die Schale weich an und bringen sie mit ihrem Rand – dort, wo sie am stärksten schwingt – nah an unsere Lippen. Dann öffnen und schließen wir unseren Mund wie Karpfen – mal langsamer, mal schneller – und bewegen dabei unsere Zunge.

Die Frequenzen der Schale gelangen in unseren Mundraum. Je nach Größe, abhängig von unserer Zungenstellung, erklingen Obertöne. Liegt die Zunge oben, so hören wir hohe Obertöne, liegt sie unten, hören wir tiefe.

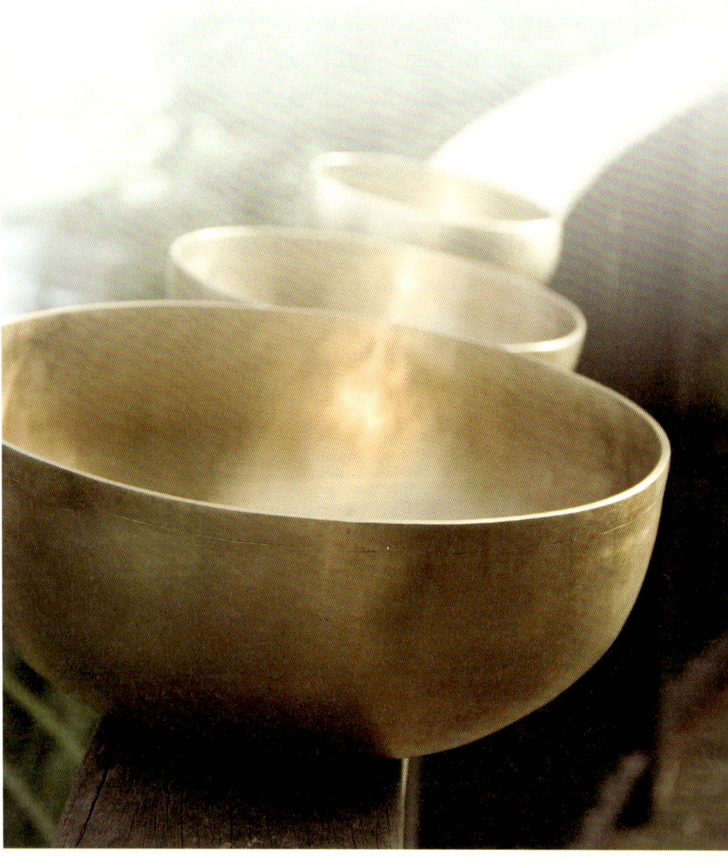

# Mit der Klangschale meditieren

Die »klassische« und wahrscheinlich älteste Art, zu meditieren, ist, einfach in Stille zu sitzen. So einfach es klingt, so schwer ist dies in der Praxis. Wer einmal versucht hat, seinen Körper und seinen Geist zur Ruhe zu bringen, der weiß, dass gerade in solchen Augenblicken alle möglichen und unmöglichen Gedanken und Körperreaktionen auftauchen.

Hier kommt nun unsere Klangschale zum Einsatz. Sie führt in die Stille hinein und kann bei Gruppen als Anfangs- und Endsignal eingesetzt werden, ohne dass ein Wort gesagt werden muss. Das Wunderbare an ihrem Verklingen ist, dass ihre Töne den Raum mit Stille und Ruhe erfüllen und den, der sie vernimmt, gleichfalls zur Ruhe bringen.

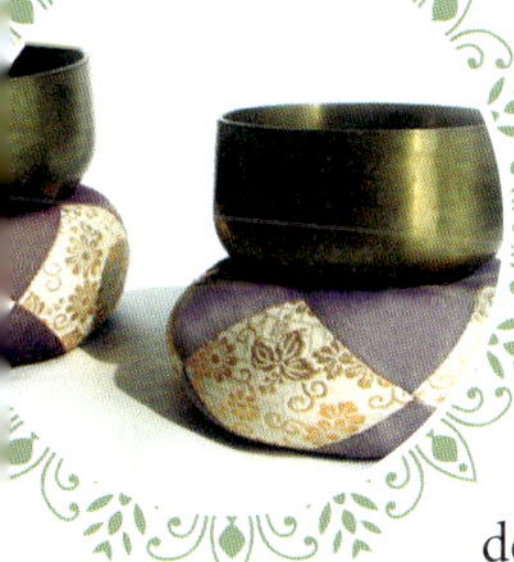

Der Klang bündelt unsere Aufmerksamkeit. Während er verebbt, segelt unser Bewusstsein auf den Wellen des Klanges bis in die Unendlichkeit der Stille.

Das Hören ist ein zentraler Sinn – immerhin ist er in unserem Leben der erste und der letzte aktive. Indem er durch den Klang gefesselt wird, werden alle anderen Gedanken zum Schweigen gebracht, es gibt nur noch den Klang selbst. Diese Tatsache trägt schon wesentlich zu einer Beruhigung unser selbst bei. Lauschen wir dann noch unserem Atem, so sind wir mitten in der Meditation.

Das Prinzip des »Diminuendo« (Leiserwerden), das bei jedem Auslösen eines Klangs (z. B. durch Anschlagen) beginnt, machen wir uns zunutze, indem wir quasi mit unserer Aufmerksamkeit auf dem verklingenden Ton in die Stille gehen. In dem Maße, in dem der Ton der Klangschale verklingt, breitet sich auch in uns Ruhe aus.

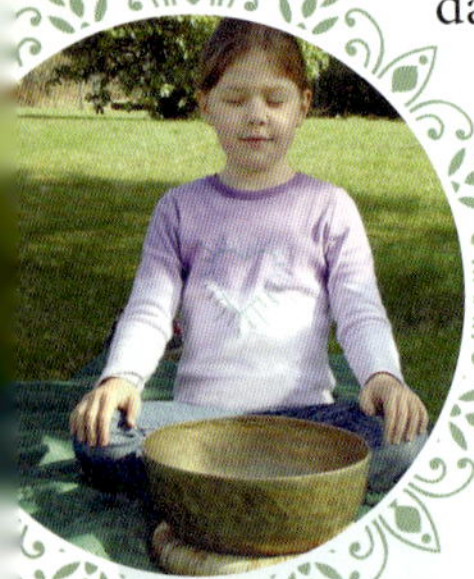

Victoria, versunken in den Klang der Schale

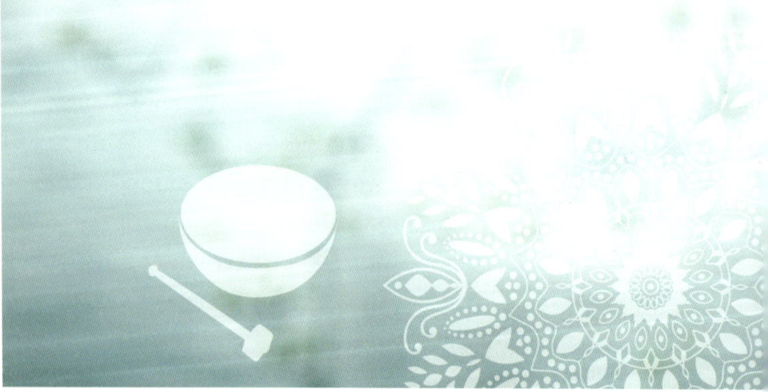

## MEDITATIONEN FÜR KLANGSCHALEN

*von Susanne Hühn*

Braucht eine Klangschalenmeditation einen Text? Nein. Die Klangschale selbst erzeugt oder ruft die Energie, die auf die Aura und den Körper einwirkt, je nach Ton auf bestimmte Chakren. Sie steht für sich, die Klangschale, wie eine Trommel. Und doch kann es sehr hilfreich sein, die Entspannung und die Öffnung, die durch die zarten und zugleich machtvollen Töne entstehen, für eine innere Reise zu nutzen und die Kräfte miteinander wirken zu lassen. So sind diese Texte Angebote. Sie brauchen sie nicht. Und doch können sie Ihnen ungeahnte innere Erlebnisse und sogar Erkenntnisse verschaffen.

Schlagen Sie die Klangschale einmal an, lassen Sie den Ton entstehen, und lesen Sie dann vor, was Ihnen passend erscheint. Sie finden im Text Hinweise darauf, wann Sie die Klangschale erneut anschlagen können, aber natürlich machen Sie das so, wie es für Sie stimmig ist, abhängig davon, wie schnell Sie sprechen, wie lange Sie Pausen lassen und auch, wie intensiv Ihre Schalen klingen und was Sie erreichen wollen. Ich biete Ihnen Texte für Kinder (die Sie auch für die Inneren Kinder Ihrer Klienten nutzen können) und für Erwachsene an und wünsche Ihnen viel Spaß und eine wundervolle Zeit mit sich selbst und mit allen, die Sie begleiten.

⋆ ***einmaliges Anschlagen der Klangschale***

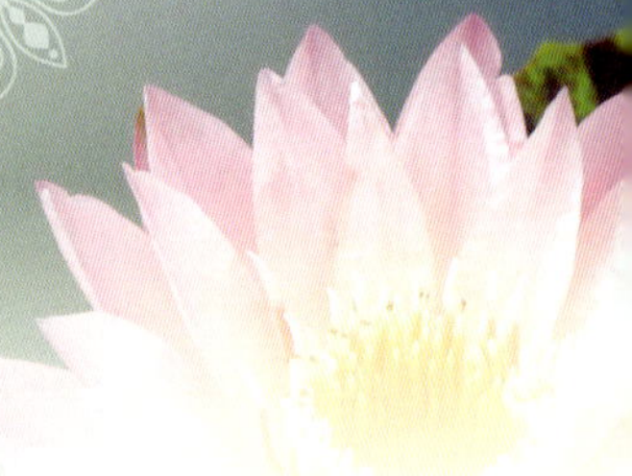

## *Die Seerose*

*Für Kinder und Innere Kinder*

✶ Stelle dir nun einen zauberhaften Seerosenteich vor. Seerosen in den schönsten Farben blühen hier, sogar in deinen Lieblingsfarben, auch wenn es solche Seerosen in Wirklichkeit vielleicht gar nicht gibt. Siehst du den Teich vor deinem inneren Auge, kannst du ihn dir vorstellen? ✶

Während du den Seerosenteich anschaust, fällt dir eine ganz besonders schöne Seerose auf. Sie schwimmt auf dich zu und liegt auf einmal vor dir, öffnet ihre Blütenblätter weit, gerade so, als lade sie dich ein. Du bist natürlich viel zu groß, um dich in die Seerose zu legen, doch auf einmal spürst du, wie du kleiner wirst. Das ist ein ganz schönes Gefühl, es kitzelt ein bisschen. Deine Kleider werden auch kleiner und auch alles, was du bei dir trägst. ✶

Jetzt bist du klein genug, und es fällt dir ganz leicht, vom Ufer aus auf ein Seerosenblütenblatt zu klettern. Es fühlt sich schöner an als alles, was du bis jetzt erlebt hast. Die Seerose ist im Inneren ganz weich und kuschelig, ein Bett aus Blütenstaub wartet auf dich. Sie duftet zart und dennoch intensiv, hüllt dich ganz ein mit ihrem Duft und ihren Farben. ✶

Du fühlst dich auf der Stelle vollkommen sicher und geborgen. Nun spürst du, dass sich die Seerose bewegt, sie gleitet sanft über den Teich und schaukelt dich, gerade so, wie es für dich heute richtig ist. Das kann sehr zärtlich, aber auch ein bisschen wilder sein, genau so, wie es für dich gerade schön ist. Genieße nun ein bisschen das Wiegen und Schaukeln, und ruhe dich aus. ✶✶
Die Seerose gleitet zu all den anderen Seerosen auf dem Teich, und auf einmal erkennst du: In vielen der Seerosen sitzen kleine Elfen! Du wusstest vielleicht gar nicht, dass Elfen auch in Seerosen wohnen, doch das tun sie. Eine der Elfen lädt dich ein, sie in ihrer Seerose zu besuchen, und du kletterst zu ihr hinüber. Das geht ganz einfach, die Blütenblätter bilden eine stabile Brücke über das Wasser. Nun werden auch die anderen Elfen neugierig, und sie flattern aufgeregt um dich herum. ✶
Verbringe ein bisschen Zeit mit den Elfen, und spiele mit ihnen. ✶
Nach einer Weile wird es Zeit, dass du wieder nach Hause zurückkehrst. Die Elfen bringen dich in der Seerose, in der du gerade bist, zurück ans Ufer und helfen dir, an Land zu gehen. Sobald du wieder am Ufer stehst, wächst du, bis du deine normale Größe hast.
Du weißt, dass du jederzeit zu diesem Seerosenteich zurückkehren kannst, du musst nur an ihn denken. Doch für heute machst du die Augen auf und bist wieder ganz und gar hier. ✶

## *Die sichere Stelle im Körper*

*(Kann auch bei Schmerzen hilfreich sein.)*

* Erlaube dir, dich zu entspannen. * Bitte deinen Körper nun, dir eine sichere Stelle zu zeigen, einen unverletzten Teil, in dem du dich ausruhen kannst, in dem du dich in deinem Körper entspannt und wohlfühlst. Das kann ein Knie sein oder ein Finger, eine Stelle irgendwo im Bauch oder im Kopf. * Atme in diese Stelle hinein, und spüre, wie dich dein Körper einlädt, dich in ihn hineinzukuscheln. Stelle dir vor, dass du diese Stelle ganz und gar ausfüllst, dich in ihr ausruhst. * Hier gibt es nichts mehr zu tun, du brauchst niemandem zu gefallen, es niemandem recht zu machen und für niemanden zu sorgen. Ruhe dich einfach in der sicheren Stelle in deinem Körper aus. * Nach einer Weile dehnst du dich langsam wieder aus, bis du deinen ganzen Körper so ausfüllst, wie es für dich heute richtig und gut ist. Das kann jedes Mal anders sein. * Irgendwann öffnest du die Augen, fühlst dich entspannt, frisch und auf sehr angenehme Weise stabiler in deinem Körper verankert.

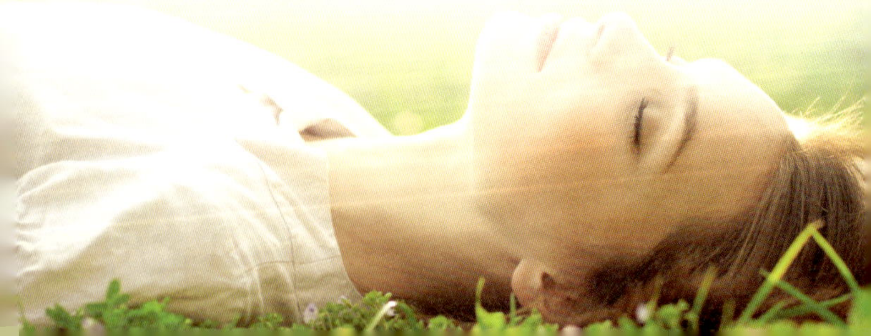

## *Baum-Meditation*

⋆ Vor deinem inneren Auge entsteht ein Tor, das du mühelos durchschreitest. Hinter dem Tor findest du eine wundervolle Landschaft, einen kunstvoll angelegten, gepflegten Park oder eine natürlich gewachsene Umgebung, so, wie es heute für dich richtig ist. Du gehst spazieren und genießt die Ruhe und den Frieden in dieser Landschaft, vor allem aber die ungestörte Zeit, die du nur mit dir verbringst.

⋆ Auf einmal siehst du in einiger Entfernung einen sehr machtvollen Baum, er steht einzeln und wirkt auf dich wie ein Wächter. Vielleicht kennst du diese Baumart, vielleicht auch nicht. Es ist, als nähme der Baum Kontakt mit dir auf, und du weißt auf einmal, dass Bäume »das stehende Volk« genannt werden und dass sie die Hüter der Erde sind. Der Boden unter deinen Füßen vibriert ein wenig, du spürst den Baum so, als wärst du mit seinen Wurzeln verbunden. ⋆ »Alle Bäume der Welt sind miteinander verbunden«, hörst du plötzlich die Stimme des Baums in dir, »wir bilden ein Netzwerk und beschützen euch.« Du trittst näher an den Baum heran und spürst seine unermesslich friedliche, tröstliche und stabile Kraft. Du lehnst dich an den Baum, und es ist, als lehntest du dich an den besten Vater, den du überhaupt nur haben könntest, und an die beste Mutter zugleich. Der Stamm, so knorrig er auch aussieht, ist beschützend weich, und du kannst dich ganz und gar an ihn anlehnen. ✶ Du atmest auf und schmiegst dich noch fester an den Baum. Mehr brauchst du gar nicht, spürst du. Manchmal reicht es, sich einfach nur anzulehnen, für einen kleinen Moment Halt bei einem anderen Lebewesen zu finden. ✶ »Wir sind immer für euch da und geben euch Kraft und Halt«, spürst du den Baum in dir sagen. Während du dich anlehnst, entspannt sich etwas tief in dir und kommt zur Ruhe. Vielleicht findest du durch die Entspannung sogar eine Antwort, eine Lösung, die dir hilft, dein Leben noch besser zu meistern. Doch manchmal genügt es auch, nur ein wenig auszuruhen.

✶ Du dankst dem Baum, verabschiedest dich von ihm und gehst durch dein Tor zurück, kommst wieder in dem Raum an, in dem du dich befindest.

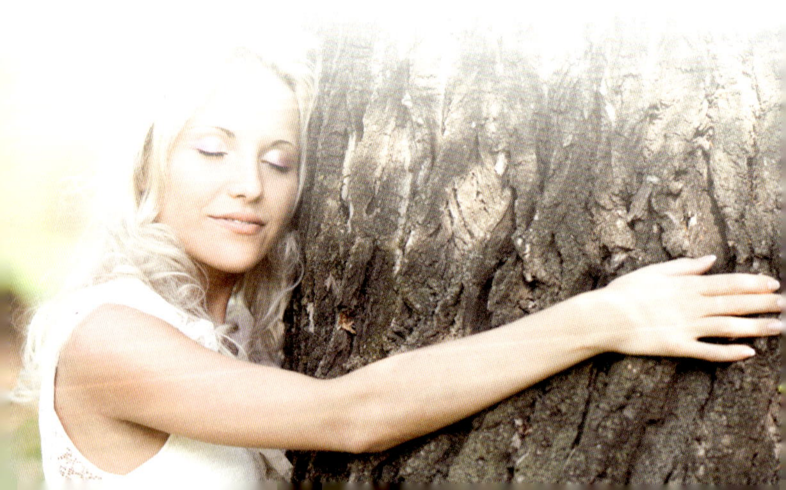

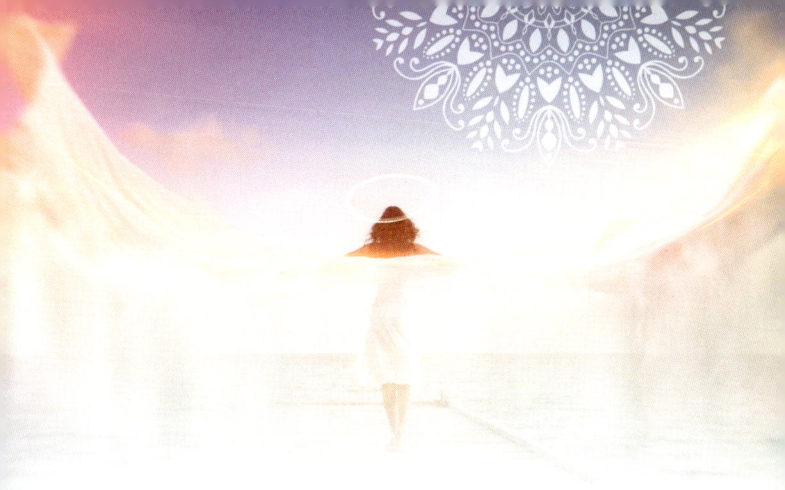

## *Engelreise*

✶ Entspanne dich, und öffne dich für die Möglichkeit, dass es lichtvolle Wesen gibt, die dich sanft berühren können. Ein goldener Klangteppich entsteht und hebt dich sachte hinauf, in lichtere Gefilde. Alles, was dich im Moment belasten könnte, fällt ganz leicht von dir ab. ✶✶✶ Du atmest auf und erlaubst, dass dich Engel berühren, einfach so, ohne dass es etwas für dich zu tun gibt. Und das geschieht – jetzt. ✶✶ Du spürst, dass die liebende Kraft der Engel dich und alles, was dich betrifft, in eine höhere Ordnung bringt, einfach so, indem du es ihr erlaubst. ✶✶✶

Komme nach einiger Zeit sanft wieder herab auf die Erde. Engel kümmern sich jederzeit um dich, du brauchst dich ihnen nur anzuvertrauen, das weißt du jetzt. ✶

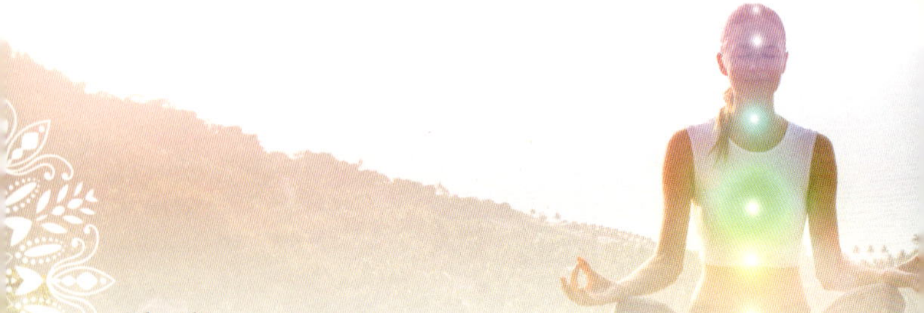

## Chakren-Meditation

- Atme in dein Wurzelchakra, ganz nach unten ins Becken – hier entsteht das physische Leben, und von hier aus hütest du es auch. Dein eigener Überlebenswille steigt von der Wurzel auf. Aber auch alles, was durch dich geboren werden will, findet hier unten im Becken seinen Anfang. Atme die Farbe Rot ein, und erlaube dir, deinen unbändigen, wilden Überlebenswillen zu spüren.
- Atme in dein Sexualchakra zwischen Bauchnabel und Schambein, in deine Körpermitte. Hier hütest du dein Feuer, deine Tatkraft, hier leben dein Wunsch und deine Kraft, dich der Welt durch deine Taten zu zeigen. Von hier aus befruchtest du die Welt mit deinen Handlungen. Erlaube dir, deine wilde, unbändige Lebenslust zu spüren, und atme Goldorange ein.
- Atme in deinen Solarplexus, der in der Höhe deines Magens liegt. Hier entsteht dein Wille, und hier findest du die Ermächtigung, die oder der zu sein, die oder der du eben bist. Diese Ermächtigung, ganz und gar du selbst zu sein und dich authentisch mit dem zu

zeigen, was du fühlst, gibst du dir selbst. Du brauchst keine weitere Erlaubnis. Die Erlaubnis des Lebens hast du schon, sonst wärst du gar nicht geboren worden. So atme die Farbe Gelbgold ein, und spüre deinen unbändigen, wilden Wunsch, dich vollständig der Welt zu schenken.

* Atme in dein Herz hinein, und nimm das Mitgefühl deines Herzens wahr. Lasse dich tragen von diesem Mitgefühl, atme es in die Bereiche deines Lebens, in denen du Mitgefühl brauchst. Atme die Farben Grün und Rosa ein, und lasse diese Energie zu allem strömen, was du berühren willst. Achte auf das, was zurückströmt! Mit dem Herzchakra bist du in der Lage, hellzufühlen. Spüre deine unbändige Liebe für alles, was lebt, dich selbst eingeschlossen.

* Atme in deine Kehle, hier findest du deinen authentischen Selbstausdruck. Deine Worte, deine Musik, deine Wahrheit. Alles, was durch dich wahrhaftig und echt zum Ausdruck gebracht werden will, strömt durch das Kehlchakra in die Welt. Du erkennst deine ureigene, wilde Wahrheit, während du dich auf deine Kehle konzentrierst. Atme tiefes Blau ein, und spüre die Ruhe, die darin liegt, dass du sagst, was du zu sagen hast, und danach wieder schweigst.

* Atme zwischen deine Augenbrauen in das Dritte Auge. Hier empfängst du deine Visionen und inneren Bilder, hier übermitteln dir deine feinstofflichen und

nichtstofflichen Chakren höhere Wahrheiten. Glaube das, was du wahrnimmst, nimm es also für wahr, und öffne dich für dein eigenes höheres Wissen. Auch Lichtwesen kommunizieren über das Dritte Auge mit dir, von hier aus kannst du hellsehen. Achte auf die Botschaften, die inneren Bilder, die dir geschenkt werden, und handle in Übereinstimmung mit all den anderen Chakren entsprechend. Atme die Farbe Violett ein, und nimm die unbändige, wilde Kraft der Visionen wahr.
✶ Atme durch das Kronenchakra – so, als wärst du ein Wal. Hier bist du in Kontakt mit deiner Seele und stehst in direkter Verbindung zu deinen nichtstofflichen Chakren, zu anderen Dimensionen und Bewusstseinsformen. ✶ Öffne dich für deine höheren Wahrheiten, hier empfängst du sie wortlos, ohne Bilder, hier bist du reines Bewusstsein. Atme die Farbe Kristallweiß ein, und lasse dich von deiner unbändigen spirituellen Kraft durchströmen.

Komme dann mit deiner Aufmerksamkeit zurück in den Raum, in dem du dich befindest, und gib dir Zeit, nachzufühlen.

Warum man beim Kronenchakra zweimal anschlägt? Dieses Chakra kommt ohne Worte aus, hier geht es um stille Öffnung durch reine Energieerhöhung, Worte sind zu stofflich.

## *Die Lichtsäule*

✶ Vor deinem inneren Auge entsteht eine Lichtsäule, ein Strahl aus reinem, klarem Licht in genau der Farbe, die heute für dich passend ist. Stelle dich in diese Lichtsäule hinein, und erlaube, dass alles, was nicht mehr zu dir gehört, nicht mehr stimmig ist, ganz leicht in dieser Lichtsäule gelöst wird. Alle Energien, die nicht mehr zu dir gehören, steigen jetzt ganz leicht in der Lichtsäule auf, wie Rauch, oder fließen in die Erde hinab. ✶✶ Du fühlst dich immer leichter und freier, es entsteht Raum in dir, Raum für Neues. ✶ Nun strömen aus deiner eigenen Seele Kräfte zu dir, Anteile und Potenziale, die vielleicht noch nie auf der Erde waren, nun aber gelebt werden wollen, weil jetzt die Zeit für diese neuen Kräfte gekommen ist. ✶ Auch aus der Erde strömt Energie in dich herein, gibt dir inneren Halt und neue Lebenskraft. ✶ Nach einer Weile verblassen die inneren Bilder, doch die Energie wirkt weiter – auch, wenn du jetzt mit deiner Aufmerksamkeit wieder in den Raum zurückkommst, in dem du dich befindest.

## *Dein Platz am Feuer*

⁎ Stelle dir vor, du gehst durch ein Tor in eine andere Welt, eine Welt, in der die Dinge eine andere, tiefere, ja, sogar magische Bedeutung haben. Du findest dahinter eine zauberhafte Landschaft, in der du spazieren gehst. Mit jedem Schritt schenkt dir die Erde neue Kraft, du spürst förmlich, wie du innerlich stärker wirst. ⁎ Auf einmal erblickst du in der Nähe ein Lagerfeuer. Es sieht so einladend und gemütlich aus, dass du darauf zugehst. Am Lagerfeuer ist ein wunderschöner Platz hergerichtet, ein Platz, der wie für dich geschaffen ist. Du weißt auf einmal: Das ist dein Platz am Feuer, hier kannst du dich ausruhen, dich inspirieren lassen und Altes, das du nicht mehr brauchst, verbrennen. ⁎ Du kommst am Feuer an und machst es dir bequem, schaust in die Flammen und erlaubst dir selbst, zur Ruhe zu kommen. ⁎ Während du dich ausruhst, erkennst du: Du trägst eine Maske vor dem Gesicht. Eine Maske, die dich auf eine bestimmte Weise nach außen zeigt. Du zeigst das Gesicht, das von dir erwartet wird oder von dem du das zumindest glaubst. Hier am Feuer willst du keine Rolle mehr spielen, und du nimmst diese Maske ab. Vielleicht möchtest du sie sogar ins Feuer werfen? ⁎ Wenn ja, dann tu das jetzt. Nimm die Befreiung wahr, die es mit sich bringt, diese alte Rolle hinter dir zu lassen. Vielleicht erkennst du, dass sich hinter dieser ersten

Maske eine zweite verbirgt. Dann nimm auch diese ab, und wirf sie ins Feuer. Lasse dir Zeit, und nimm so viele Masken ab, wie es heute für dich gut und richtig ist.
✶ Ruhe dich jetzt aus. Nach einer Weile stehst du auf, verlässt das Feuer in dem Wissen, dass es gut gehütet wird, auch wenn du dich nicht darum kümmerst. Du kannst jederzeit an dieses Feuer zurückkehren, und es wird immer hell lodern, dich wärmen und dir einen wundervollen Ort der Ruhe und Regeneration bieten.

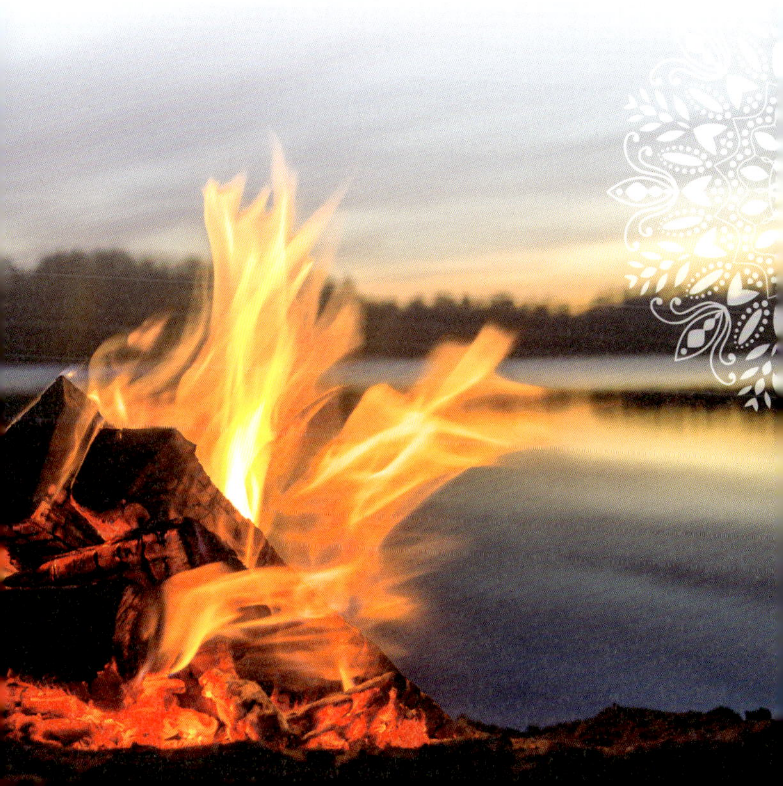

# Körperübungen mit der Klangschale

Wenn wir Klänge wahrnehmen, so geschieht dies hauptsächlich über unsere Ohren. Das besondere Erlebnis mit einer Klangschale besteht aus der Kombination von zwei Sinnesreizen, nämlich dem Hören des Klanges und dem Fühlen der Schwingung. Die erhöhte Aufmerksamkeit, die diese Eindrücke bewirken, hat automatisch eine Konzentration und Fokussierung unserer Gedanken zur Folge, der wir uns nicht entziehen können. Daraus erklärt sich die entspannende und wohltuende Wirkung der Klangschalen.

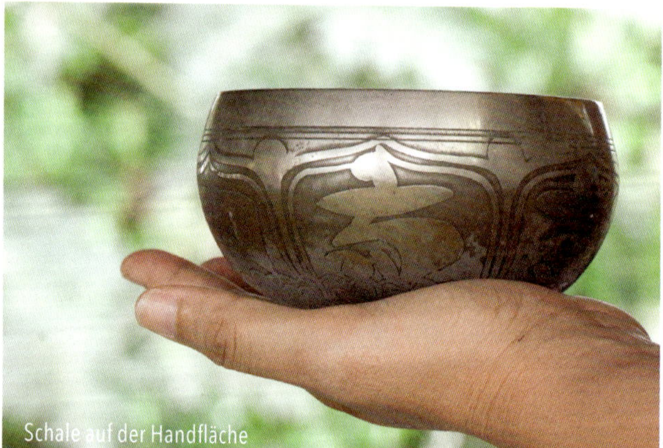

Schale auf der Handfläche

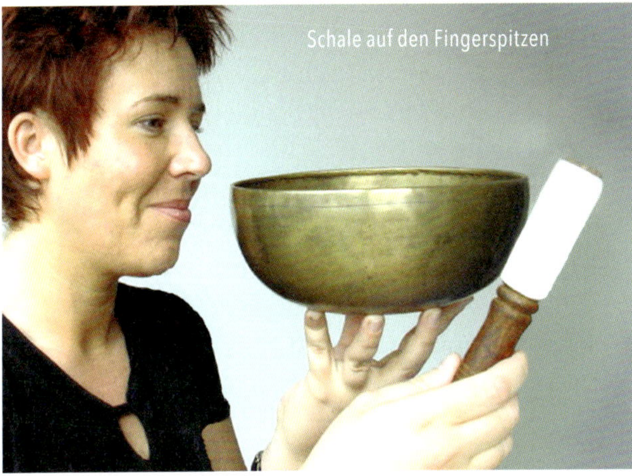

Schale auf den Fingerspitzen

## DER DIREKTE KONTAKT

Die erste Resonanzerfahrung mit einer Klangschale machen wir wohl meist mit unserer Hand: wenn wir die Schale zum ersten Mal anschlagen. Wir spüren zwar nur den Teil der Schale, der am geringsten schwingt, doch das ist schon nicht wenig.

Uns bieten sich nun zwei Möglichkeiten: Wir können die Schale auf der flachen Handfläche oder auf den Fingerspitzen halten. Beide Arten haben eine therapeutische Wirkung. Aus der Akupunktur wissen wir, dass der ganze Mensch in Ohr, Zunge, Hand- und Fußfläche abgebildet ist. Wenn wir nun eine Schale mit unserer Hand halten und sie ertönen lassen, können wir davon ausgehen, dass die Körperregionen, die mit der

Schwingung in Berührung kommen, auch auf sie reagieren. Ebenso befinden sich an unseren Fingerspitzen bestimmte Nervenenden, die die Vibrationen der Schale aufnehmen.

Der engste Kontakt zu einer Schale entsteht, indem wir die Klangschale auf den Bauch stellen – was vermutlich die meistpraktizierte Übung darstellt. Dazu eignen sich natürlich die großen tibetischen Schalen am besten. Als Auflagepunkt wählen wir den Solarplexus – auch Sonnengeflecht genannt – unterhalb des Brustbeinendes und oberhalb des Nabels, an dem zahlreiche Nervenbahnen zusammenlaufen. Sie können sich leicht vorstellen, dass Sie über diese Stelle Ihren Körper am effektivsten mit den Klängen erreichen.

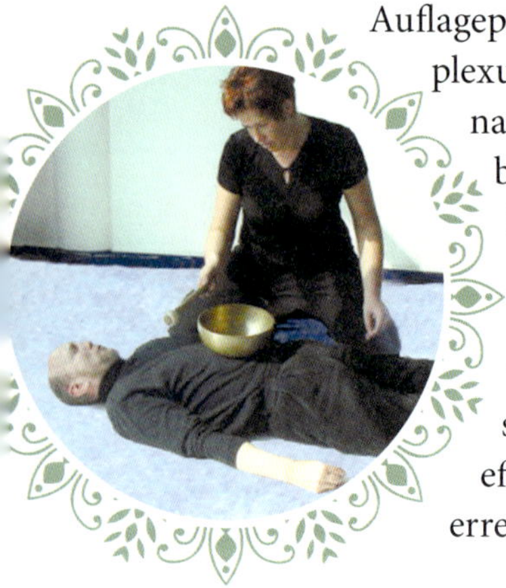

Schale auf dem Bauch

ACHTUNG: Bei allen liegenden Positionen ist es ratsam, den Körper mit einer Kissenrolle zu stützen – bei Rückenlage unter den Knien, bei Bauchlage unter den Füßen.

Im Brustbereich ist die intensivste Übertragungsstelle das Brustbein (Sternum). Die Rippen laufen dort auf einer Linie zusammen und leiten dadurch die Schwingungen der Schale die Rippenbögen entlang um den Körper herum.

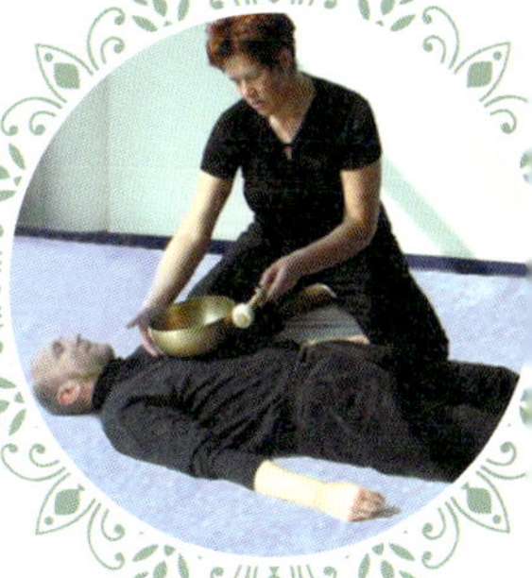

Schale auf dem Brustbein

Wenn Sie andere Körperbereiche, wie nachfolgend das Becken, beschallen wollen, ist ein Anschlagen ohne das Festhalten der Schale kaum noch möglich. Zum Stabilisieren platzieren Sie die Schale an der entsprechenden Stelle und halten sie beim Anspielen in der Mitte mit einem Finger fest. Eine andere Methode besteht im seitlichen Halten der Schale.

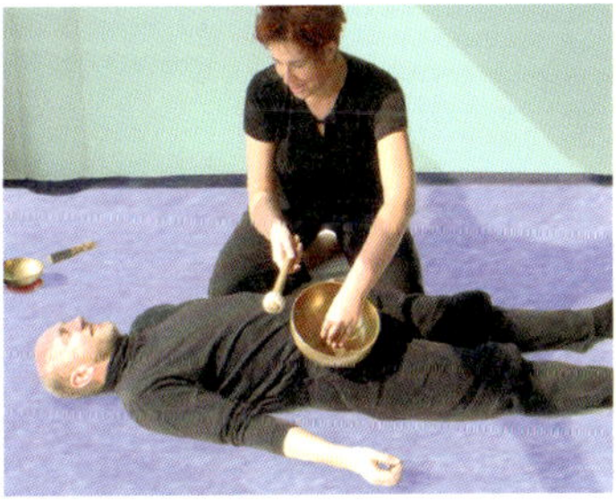

Schale auf den Beckenknochen, innen gehalten

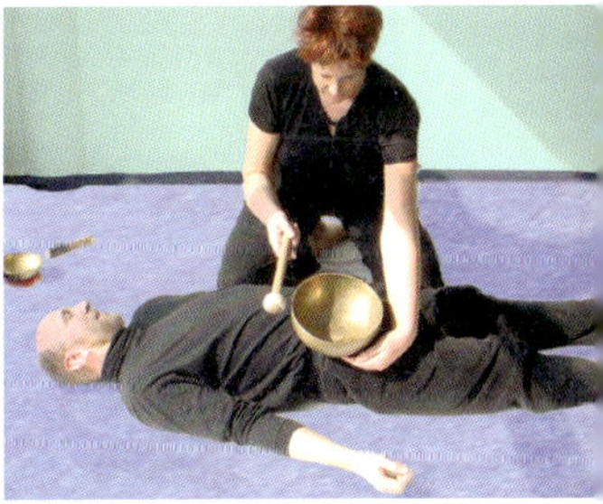

Schale auf den Beckenknochen, außen gehalten

Die Schwingungen gelangen so über die Beckenknochen in den gesamten Unterleib. Eine wunderbare Möglichkeit, die erotische Gefühlsebene zu beleben, weil der gesamte Unterkörper zu einer besseren Durchblutung angeregt und durch die fühlbaren Schwingungen die Wahrnehmung dort verfeinert wird.

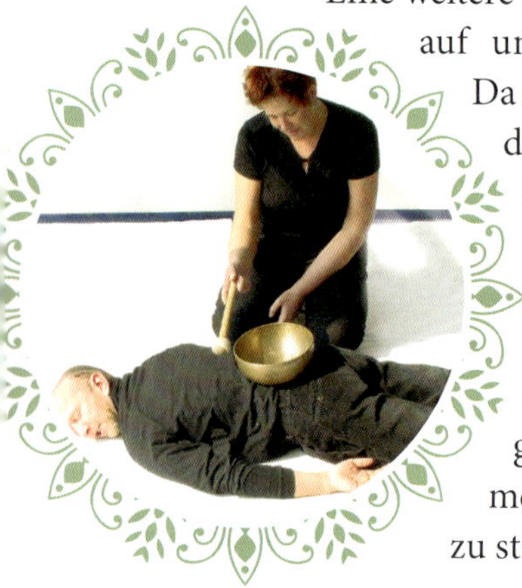

Eine weitere Art der Beschallung ist die auf und über der Wirbelsäule. Da unsere Nerven seitlich aus der Wirbelsäule austreten, ist nicht nur behutsames Vorgehen zu empfehlen, sondern auch immer ein Feedback-Angebot an den liegenden Menschen. Sagen Sie ihm, er möge sich melden, falls ihm ein Klang zu stark oder unangenehm ist.

Schale auf der Wirbelsäule

Taucht eine derartige Irritation auf, so gibt es drei Verhaltensmöglichkeiten. Zunächst können Sie die Position der Schale wechseln. Oder Sie verringern die Stärke des Anschlags. Die dritte Möglichkeit allerdings bedarf mehr Erfahrung und eventuell einer psychologischen

Ausbildung: Man verstärkt den Anschlag an der Stelle, an der das »unangenehme Gefühl« auftrat, und bittet den Klienten, in dieses Gefühl hineinzuspüren, um mögliche unverarbeitete Erlebnisse zu klären.

Schulter und Nacken sind die Körperstellen, an denen durch Stresssituationen – unter anderem durch ein unbewusstes Hochziehen der Schultern – die ersten Verspannungen auftauchen. Natürlich behandelt man beide Seiten. Nicht unüblich ist die Bevorzugung einer Seite, mit der man dann länger arbeiten kann.

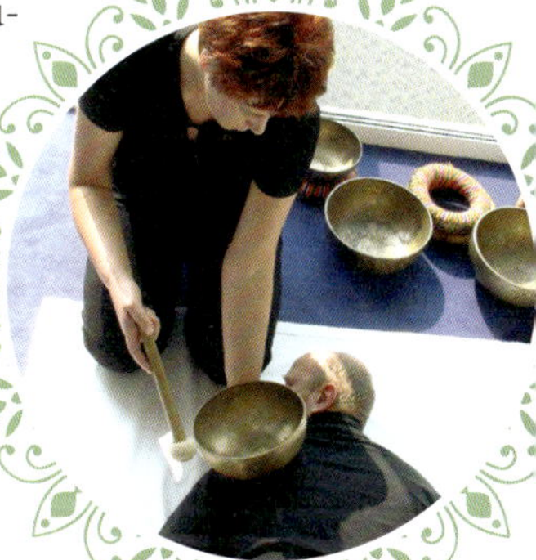

Schale auf der Schulter

Auf einen interessanten Aspekt, der bei jeder Körperarbeit zu beachten ist, machte mich eine Klientin bei einer Aqua-Wellness-Sitzung aufmerksam: Ihr war es angenehmer, wenn ich auf ihrer linken Körperseite stand. Ein unangenehmes Gefühl überkam sie, wenn ich mich auf der rechten Seite befand. Warum? Wir fanden nur eine Erklärung:

Da allgemein die linke Körperseite dem weiblichen Aspekt zugeordnet wird und die rechte dem männlichen, war uns klar, dass ich auf dieser Seite ihren Vater repräsentierte, mit dem sie, wie sich herausstellte, erhebliche Probleme hatte.

## DER INDIREKTE KONTAKT

Neben dem direkten Aufstellen und Berühren der Klangschalen gibt es den indirekten Kontakt mit seinen Schwingungen, bei dem sich die Schale kurz vor unserem Körper befindet. Beim Tönen kann eine statische Ruhehaltung oder eine bewegte Position gewählt werden. Nachfolgend finden Sie einige Möglichkeiten vorgestellt.

Es ist zum Beispiel denkbar, eine Schale auf die Stirn zu stellen. Doch sollten Sie dies möglichst nur mit einer kleinen und fein tönenden Schale tun. Dafür ist ein relativ dick bezogener Lederschlegel oder ein Filzschlegel zu empfehlen, sonst wird der Anschlag als zu hart und unangenehm empfunden.

Eine sanftere Art ist, die Schale über dem Kopf eines Liegenden zu platzieren.

Eine Klangschale auf das Scheitel-Chakra, das heißt auf den Kopf direkt, zu stellen, halte ich nur in Ausnahmefällen für sinnvoll. Erstens kann die Schale herunterfallen und so beschädigt werden oder gar zu Bruch gehen, sodass sie anschließend nicht mehr zu gebrauchen ist (was ich leidvoll mit meiner besten Schale habe erfahren müssen); zweitens sollte die »Öffnung« zur Geistigen Welt nicht einer solch starken Schwingung ausgesetzt werden.

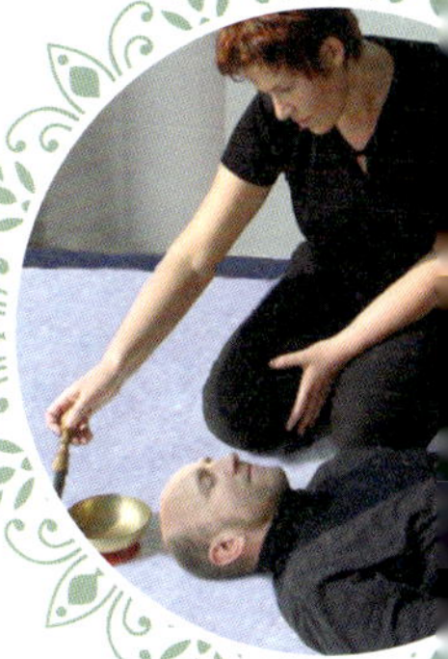

Schale über dem Kopf

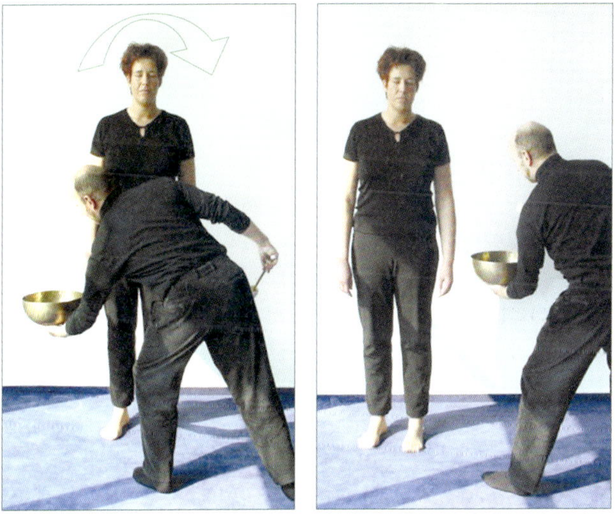

Schale wird seitlich über den Körper geführt

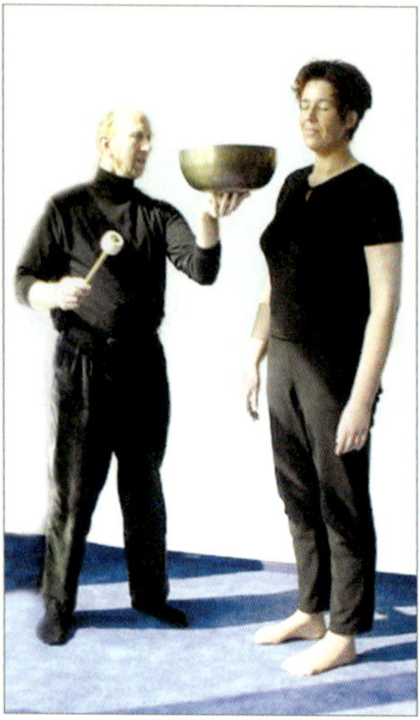

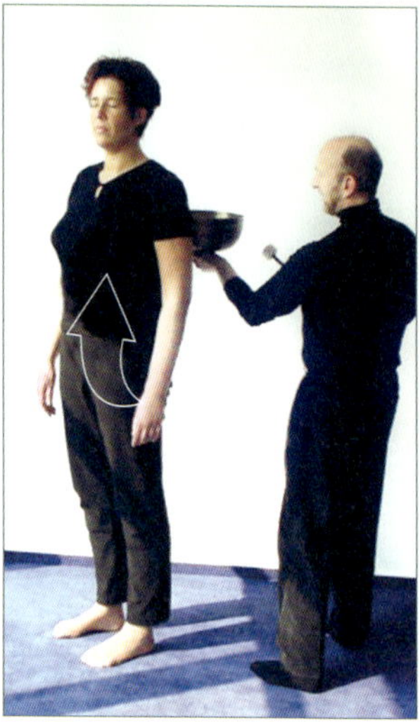

Schale wird von vorn über den Kopf hinter den Rücken geführt

Haben Sie zwei Schalen, die gut miteinander harmonieren, so können diese rechts und links vom Kopf platziert werden. Seien Sie bitte vorsichtig beim Anschlagen. Probieren Sie am besten selbst aus, welche Lautstärke direkt an Ihren Ohren nicht störend für Sie ist.
Sehr angenehm ist es auch, eine Klangschale zwischen den Beinen zu platzieren und anzuschlagen. Dabei – und probieren Sie es am besten selbst aus – wäre der Grundsatz zu beachten: Tiefe Töne unterer Körper, hohe Töne oberer Körper.

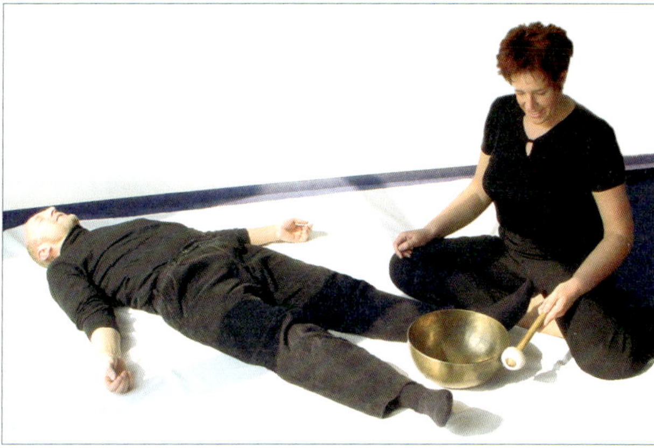

Klangschale zwischen den Beinen

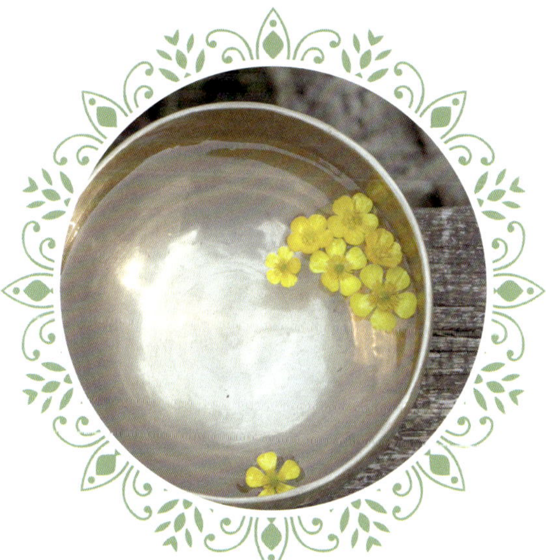

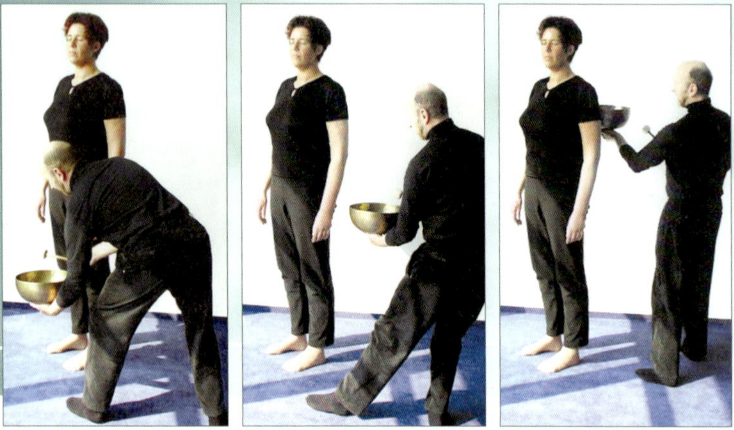

Spirale links oder rechts um den Körper herumgeführt

Bei der Bewegungssequenz der Spirale spielt – wie bei anderen Bewegungen vor dem Körper – der Höreindruck der beschallten Person eine wichtige Rolle. Gewohnheitsmäßig bewegen wir uns mit dem Körper zur Schallquelle hin, hier hingegen bleibt der Körper statisch, und der Klang wandert. Es ist ein besonderes Erlebnis, und man kann sich vom Klang wirklich eingehüllt fühlen.

Schwingende Klangschale

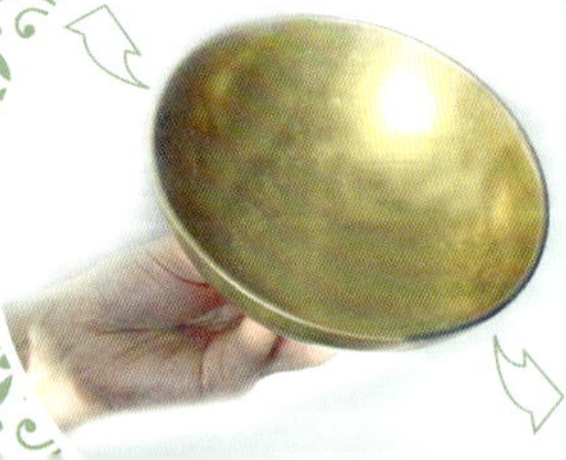

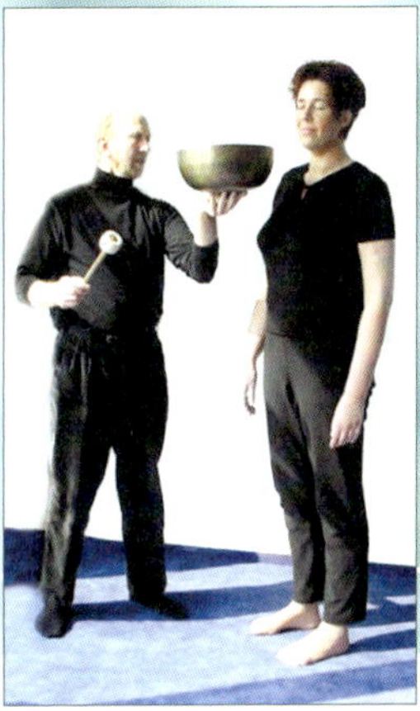

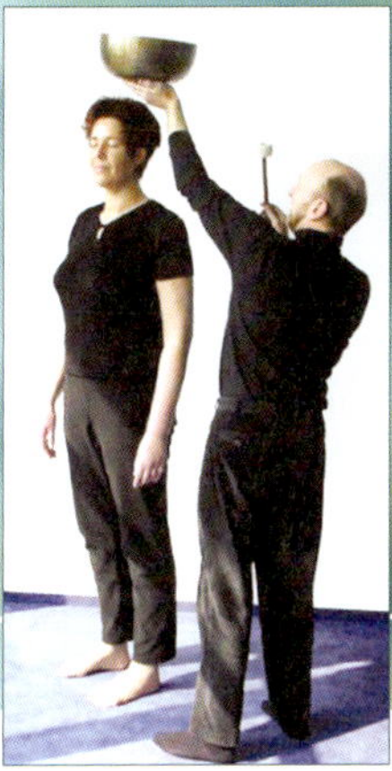

Eine Bemerkung am Rande: Haben Sie sich schon einmal gefragt, warum Glocken zum Schwingen gebracht werden? Möglicherweise liegt es daran, dass dadurch der Klang in die Ferne getragen wird, denn ursprünglich war das Geläut als Feueralarm und Ruf zum Gottesdienst gedacht und holte so die Menschen aus der Umgebung herbei.

Allen tönenden Materialien gemeinsam ist eine Besonderheit, die auftritt, wenn sie bewegt werden: Sie bekommen einen sphärischen und singenden Charakter. Der Ton, der physikalisch schon eine sich bewegende Luftwelle ist, wird noch einmal in Bewegung versetzt und erhält eine zusätzliche Schwingung. So können wir einen Klangschalenton intensivieren, indem wir die Schale in leichte Bewegung versetzen.

# Experimente mit der Klangschale

## KLANG TRINKEN

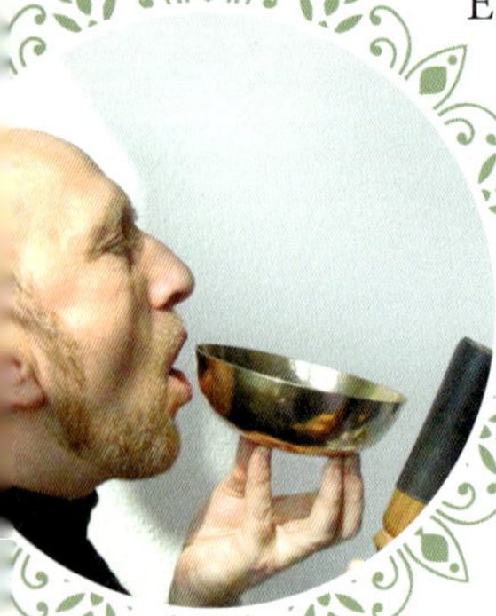

Klang trinken

Eine reizvolle Übung, die Menschen jeden Alters überrascht, ist die folgende: Nehmen Sie eine kleine bis mittelgroße Klangschale, und schlagen Sie sie am Rand weich an. Nun halten Sie Ihren Mund an den schwingenden Rand der Schale, und bewegen Sie Ihre Lippen und Ihren Unterkiefer auf und zu. Experimentieren Sie ein wenig. Es gelingt nicht immer auf Anhieb.

Halten Sie in Ihrer Lippenbewegung inne, wenn Sie einen Oberton hören. Probieren Sie bitte all die Bewegungen aus, die Ihnen dazu einfallen, hier aber kaum zu beschreiben sind. Manchmal dauert es eine Weile, bis Sie die richtige Position der Lippen und die passende Entfernung vom Schalenrand gefunden haben. An der entstehenden Resonanz hören Sie, wo Sie »richtig liegen«.

Was dabei geschieht: Der offene Mund übernimmt die Schallwellen der schwingenden Schale und verstärkt bestimmte Frequenzen. So hören wir bei ganz bestimmten Rachenraumpositionen verstärkte Obertöne. Es schadet gar nichts, wenn wir bei dieser reizvollen Übung wie Karpfen aussehen.

## KLANG UMRÜHREN

Wie rührt man Klang um? Eigenartige Frage, nicht? Und doch gelingt es, wenn Sie nach folgender Beschreibung vorgehen:

Schlagen Sie eine Schale an, und beginnen Sie, mit geschlossenen Fingern im Schaleninnern – nahe am Metall – eine rührende Bewegung zu vollführen. Auf diese Weise kommt der Klang selbst in Bewegung. Auf die Schallentwicklung können Sie Einfluss nehmen, indem Sie die Tonwellen mit Ihrer Hand kurzfristig unterbrechen. Das geht auch außerhalb der Schale, an ihrem Rand.

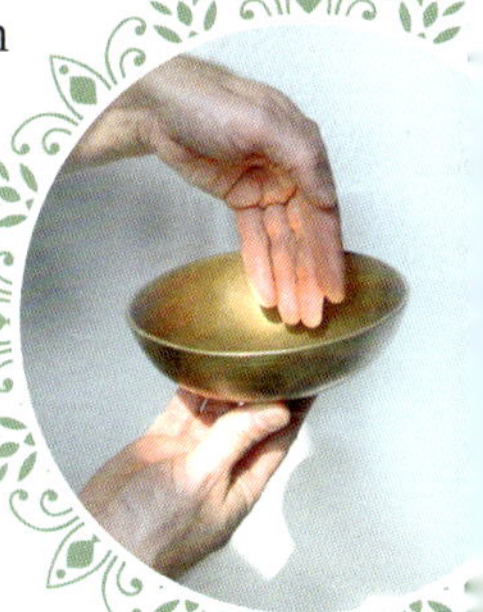

Klang umrühren

## KLANGGEIST

Nachfolgend eine sehr geheimnisvolle Art, den Klang einer Klangschale während des Klingens zu verändern:

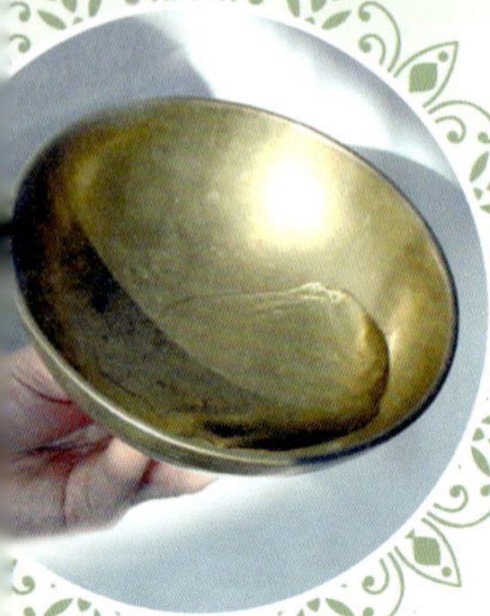

Sie schütten eine Handvoll Wasser in eine Schale (die einen flachen und nicht zu hohen Rand haben sollte), schlagen diese an und bewegen sie hin und her. Das sich bewegende Wasser verändert durch seine Masse das Schwingungsverhalten der Schale, und es entsteht ein geisterhaftes, heulendes Tönen.

Klanggeist

Im Schloss Freudenberg bei Wiesbaden steht eine Klangschale, die so groß ist, dass man sich in sie hineinsetzen kann. Hat man es sich darin eingerichtet, kommt eine freundliche Dame, die mit einem Gummischlegel die Schale zum Tönen bringt. Das Ganze ist ein sehr ungewohntes Erlebnis. Man erwartet beinahe, dass jeden Moment Suppengrün in die Schale geworfen und ein Feuer unter der Schale entzündet wird.

Der Höreindruck in der Schale dürfte ein »dynamisch-biologisches Dolby-Surround-Erlebnis« sein. Man sitzt nämlich buchstäblich im Klang selbst, und es bleibt einem nichts anderes übrig, als sich meditativ in dieses Erlebnis zu versenken. Sehr zu empfehlen!

# Die Klangschale in der Massage

Die Schwingungen der großen tibetischen Klangschale im und um den Körper zu spüren, ist ein großartiges Erlebnis. Man empfindet sich eingebettet in Klang. Die Schale besteht meist, wie bereits erwähnt, aus sieben Metallen: Gold, Silber, Kupfer, Zinn, Eisen, Zink und Quecksilber.

Eine Klangschalenmassage ist
bis auf die Kopfregion
am ganzen Körper möglich.

Ich setze sie folgendermaßen ein: Ich halte sie auf den Fingerspitzen und schlage die Schale mit einem weichen Schlegel an. Danach gehe ich vor das Brustbein der sitzenden Person. Nachdem ich die Klangschale noch einmal angeschlagen habe, hebe ich sie vor die Stirn und mit dem Ausklingen eines Obertonklanges, den ich mit dem Holzgriff des Schlegels vorsichtig, kaum berührend, an dem Rand der Schale erzeuge, über den Kopf nach oben.

- Eine Klangschale direkt am Körper, auf Bauch und Beckenknochen gestellt, lässt die Klänge sehr stark spürbar durch den Körper wandern. Hierbei spielen die wiederholten Anschläge eine verstärkende Rolle.

- Eine vor den Füßen aufgestellte Schale wirkt sehr intensiv, da der Mensch, wie bei Fußreflexzonenmassagen, im Ganzen angesprochen wird.
- Zwei harmonisierende Klangschalen rechts und links an den Ohren (nicht zu nahe!) können das Gefühl des Eingebettetseins erzeugen.

Vibrationen im Innern unseres Körpers zu spüren, ist in hohem Maße heilsam. Wir bekommen (wieder) den Kontakt zu uns selbst und werden sensibilisiert für alles, was in uns geschieht.

Peter Hess ist Pionier und Spezialist für Klangmassagen. In seinem Institut für Klangmassage-Therapie werden die Methoden ständig weiterentwickelt und in Seminaren weitergegeben. Frank Plate entwickelte die Klangmassage mit speziellen Planeten-Klangschalen.

Saugscheibe von
hess klangkonzepte seit 1989

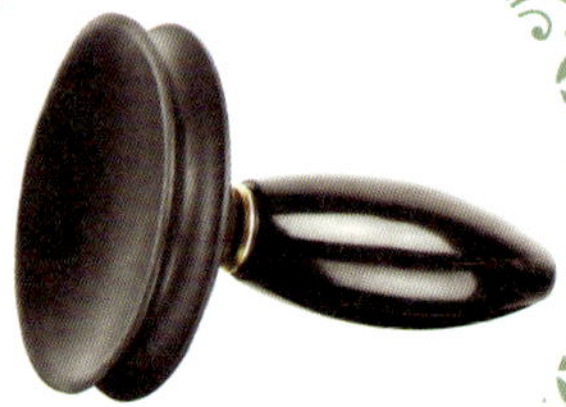

## RÜCKENMASSAGE IM SITZEN ODER STEHEN

Eine besondere Technik der Klangerzeugung können Sie mit folgender Methode erreichen: Falls Sie keine Saugscheibe (siehe Abb. links) besitzen, können Sie die Schale auch im Inneren mit der Hand am Ort der gewünschten Massage halten und stabilisieren.

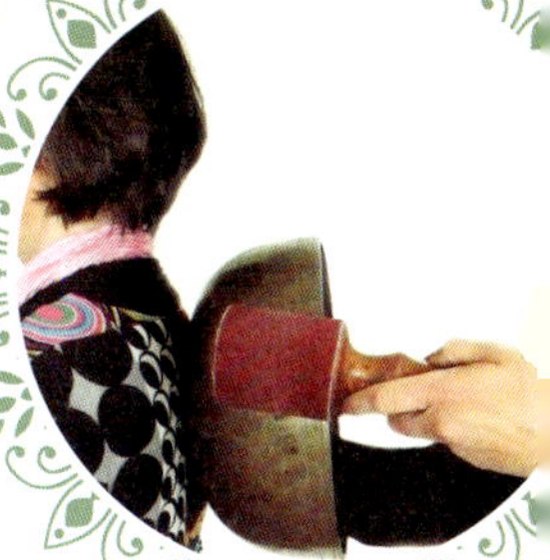

Klangschale am Rücken

Um die Schale zum Klingen zu bringen, reiben Sie mit einem lederbesetzten Schlegel am oberen Rand der Schale hin und her – in einer wiederholten Halbkreisbewegung von links nach rechts. Nach einiger Zeit fängt die Schale an zu klingen. Um diesen Vorgang zu erleichtern, bringt man innerhalb der Schale mittig solch eine Saugscheibe an. So kann man die Schale am Griff punktgenau auf einer beliebigen Körperstelle halten.

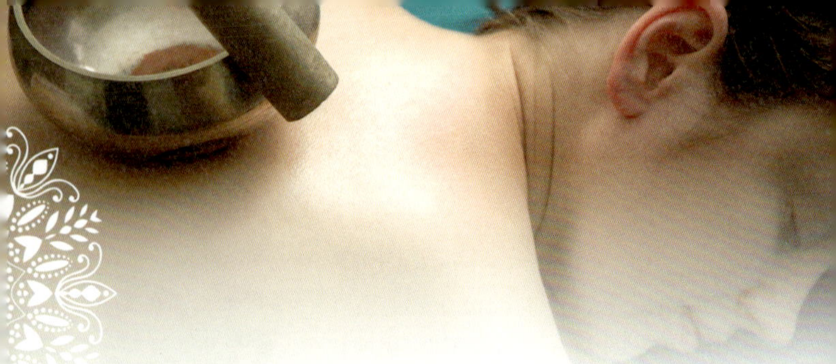

## KLANGMASSAGE MIT KLANGSCHALEN

*von Claudia Krüger*

Bei der Klangmassage wird eine Klangschale auf den bekleideten Körper gesetzt oder auch in der Hand gehalten und sanft angeschlagen. Die dadurch erzeugten harmonischen Klangwellen werden von den Zellen des Körpers aufgenommen. Der Ton überträgt sich also auf sie, lässt sie in seiner Frequenz mitschwingen und »massiert« sie. Auf die gleiche Weise werden auch die Gehirnströme beruhigt.

Die Klangmassage stimuliert durch das körperliche Erleben die geistige Ebene des Menschen positiv.

Bei einer Klangmassage erfahren Sie eine wohltuende allgemeine innere Beruhigung, können loslassen und abschalten, schwingen sich positiv ein und setzen neue schöpferische Energien frei. Stress (Missklang) wird ausgeschaltet, sanfter Ausgleich (Wohlklang) wird aktiviert, und daraus entsteht Harmonie (Einklang). Das Ergebnis: Sie sind eins mit sich selbst.

Solch eine Klangmassage mit Klangschalen können Sie sich selbst oder einem anderen schenken oder sich schenken lassen. Bitte bedenken Sie in allen Fällen, dass der Masseur eine Verantwortung gegenüber dem zu Massierenden hat. Bereiten Sie sich gut vor, und achten Sie auf Ihre Gefühle und auf die Ihres Partners. Klang ist ein mächtiges Mittel, das wohldosiert angewendet werden sollte. Sicher haben Sie schon erlebt, dass Klang auch wehtun kann (Quietschen beim Bremsen eines Zuges) oder Ihnen geradezu die Luft raubt (rhythmische laute Bässe).

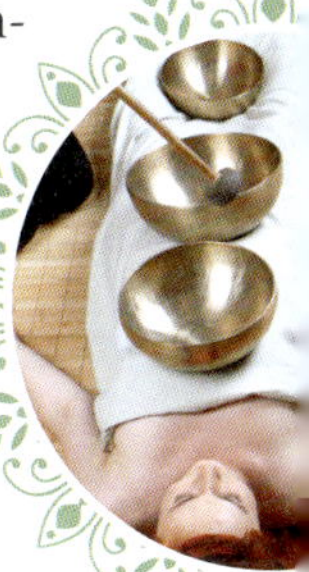

Ein professioneller Klangmasseur weiß um die Tiefenwirkung!

Beginnen Sie am besten mit einer kleinen bis mittelgroßen Schale. Die große verwenden Sie erst, wenn sich der Körper des »zu Beklingenden« schon ein bisschen daran gewöhnt hat. Wenn Sie sich selbst massieren, beginnen Sie vielleicht an den Füßen, steigen Sie dann auf zu den Knien und den Oberschenkeln, anschließend zu Hüften, Bauch und Brustbein. Probieren Sie zunächst einen kleineren, härteren Schlegel, später einen größeren, weicheren.

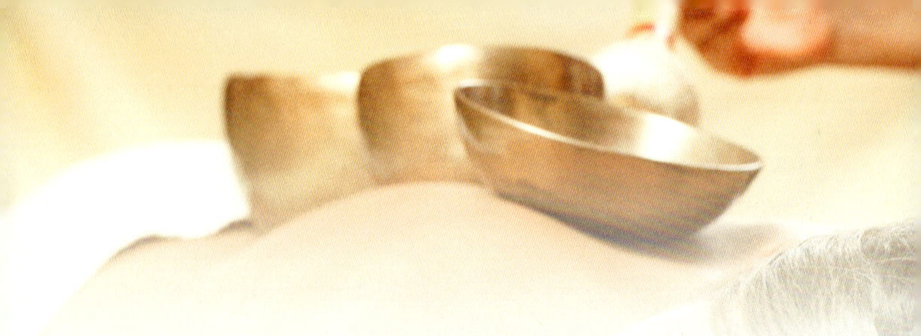

Haben Sie bei der Massage einen Partner, dann überprüfen Sie zunächst, ob Sie die Schalen vielleicht erst einmal auf der Körperrückseite spüren möchten. In diesem Fall bietet es sich an, an den Fußsohlen zu beginnen und dort auch wieder aufzuhören – und damit den ganzen Körper zu »begrüßen« bzw. zu »verabschieden«. Schlagen Sie Ihre Schale an, lassen Sie eine Zeit vergehen, und wiederholen Sie das Anschlagen. Der Abstand zwischen zwei Schlägen hängt ausschließlich von Ihrem Wohlgefühl ab. Der Massierte kann jederzeit äußern, ob der Abstand kleiner oder größer sein sollte! Wichtig ist, dass er sich wohlfühlt und sagt, wenn ihm etwas zu laut, zu leise, zu stark etc. ist. Noch wichtiger ist, dass der Schenkende dies respektiert und seine »Behandlung« entsprechend verändert und nicht versucht, dem anderen etwas mit Macht (!) beizubringen. Eine Ausnahme bildet allerdings der mögliche Wunsch des Beschenkten, ihm eine Schale auf den Kopf zu stellen. Dies sollte grundsätzlich vermieden werden.

Bedenken Sie, dass Klang auch noch einige Zeit nachwirkt. Ich hatte Klienten, die zwei Tage später (!) eine

»unerklärliche« Erleichterung oder Freude oder auch Trauer spürten und das an keinem konkreten Ereignis außer der Klangmassage festmachen konnten. Dies zeigt einmal mehr die Verantwortung des Klangmasseurs und soll Ihnen eine weitere Einladung zur Behutsamkeit sein.

Wie so oft gilt auch hier:
»Mehr« ist nicht unbedingt »besser«!

Möglicherweise haben Sie inzwischen einige eigene Erfahrungen gesammelt, oder Sie wollen einmal erleben, wie es ist, eine »richtige« Klangmassage zu bekommen. Dabei haben Sie dann Gelegenheit, alles dem Profi zu überlassen – die Entscheidungen über die Schalengröße und die Art des Schlegels, die Körperstelle zum Auflegen, die Abfolge usw. Sie können einfach die Augen schließen und den Klang geschehen lassen. (Natürlich ist es Ihnen auch hier in jedem Fall unbenommen, sich zu äußern, wenn Ihnen etwas unangenehm ist!)

Der Klang wird nun sanft durch Ihre Füße und Beine, Ihren Rücken und Ihre Schultern, Ihren Bauch- und Brustraum, Ihren Halsbereich, Ihre Arme und Ihren Kopf schwingen und Sie tief entspannen. Sie werden sich sicher gleichermaßen in Ruhe und in neuer Bewegung erleben, wenn Sie den Klangraum wieder verlassen.

Im anschließenden Gespräch besteht die Möglichkeit, Erlebtes zu »beleuchten« und damit sozusagen erneut »zum Klingen« zu bringen. Ich biete Klienten mitunter an, ein richtiges Coaching anzuschließen, um Erlebtes wirklich in den Alltag integrieren und damit nutzbar machen zu können bzw., wenn erforderlich, zu verabschieden.

Wenn Sie neugierig geworden sind und sich an einen professionellen Klangmasseur wenden, zögern Sie nicht, nach dessen Ausbildung und Hintergrund zu fragen. Gut ist sicherlich, wenn er etwas vom Zusammenwirken von Körper, Geist und Seele versteht. Meine Erfahrung zeigt, dass die Ausrichtung auf nur ein Element oder auch nur auf »feinstoffliche« Kenntnisse den umfassenden Wirkungen des Klangs oft nicht gerecht wird. Der professionelle Klangmasseur wird Sie zum Beispiel fragen, ob Sie akute Beschwerden haben, und Ihnen in den meisten derartigen Fällen empfehlen, die Massage auf einen späteren Zeitpunkt zu verschieben, wenn die Beschwerden abgeklungen sind. Gleiches gilt für eine laufende Therapie (auch psychotherapeutischer Art). Achten Sie auch hier immer auf Ihr »Bauchgefühl« – wenn Sie sich nicht wohlfühlen, gehen Sie besser wieder.

Ich werde häufig gefragt, wie oft man eine Klangmassage machen sollte. Die Antwort lautet – wie bei allem, was einem guttut: möglichst regelmäßig. Oder auch: in Abständen, die Ihnen richtig erscheinen. Meiner Erfahrung nach geht die Entspannung ab dem zweiten Mal noch um einiges tiefer, weil Sie ja jetzt »wissen, wie es geht« und den Kopf noch besser »ausschalten« können. Probieren Sie es aus!

Der Körper speichert die Klangerfahrung und kann sich beim nächsten Mal schneller und tiefer entspannen.

Sollten Sie Interesse an einer Ausbildung zum Klangmasseur haben, so sind Sie im Institut von Peter Hess gut aufgehoben *(Adresse siehe Anhang)*.

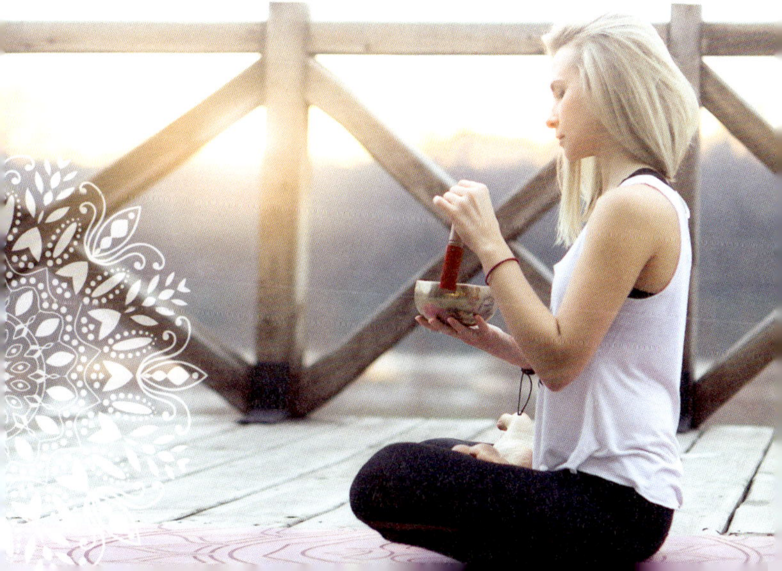

# Kinder und Klangschalen

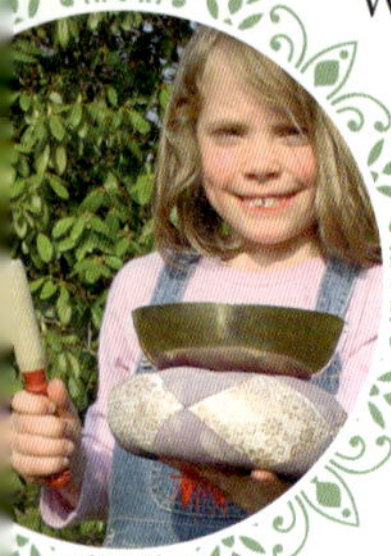

Wenn Kinder von Tönen und Instrumenten sprechen, dann reden sie darüber nicht wie Erwachsene. Sie bezeichnen hohe Töne als hell und tiefe Töne als dunkel. Sie sind also noch ganz in der Sphäre der Bilder. Die Töne der Klangschalen faszinieren sie genauso, wie sie uns Erwachsene in ihren Bann schlagen. Egal, welchen Alters – sie werden vom Klang magisch angezogen.

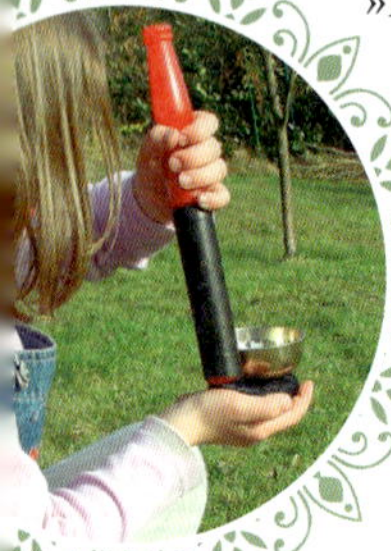

»Ich schenke dir einen Ton« ist ein Buch von Wolfgang Meyberg. Hier wird ein Klangschalenritual beschrieben, bei dem ein Ton verschenkt und zum Gegenstand einer Begegnung gemacht wird.

Pädagogisch gehört das Spiel mit der Klangschale auf jeden Fall in die musikalische Früherziehung.

Es übt die Aufmerksamkeit und schult das Gehör für feine Schwingungsebenen. Ein »neutrales« Instrument wie eine Klangschale ist für den kleinen und unvoreingenommenen Menschen erst einmal ein Wunder. Da klingt und singt ein für ihn unbekanntes schillerndes Etwas, das nicht menschlich aussieht. Und in diesem Fall einen objektiven Klang von sich gibt, der nicht – wie bei einer Stimme – mit Worten und Bedeutung »belastet« ist. Und dies ist der wichtigste Punkt: Das Kind hört oder erzeugt selbst einen Klang, der immer völlig fehlerfrei ist. Und mit jedem neuen Anschlag gibt es, je nach Schlegel und Anschlagstärke, einen anderen, neuen Ton. Nie wird das Kind müde, wie mancher Erwachsene, die Schale neu in Bewegung zu setzen, um einen unvergleichlichen, fast himmlischen und einmaligen Klang zu hören.

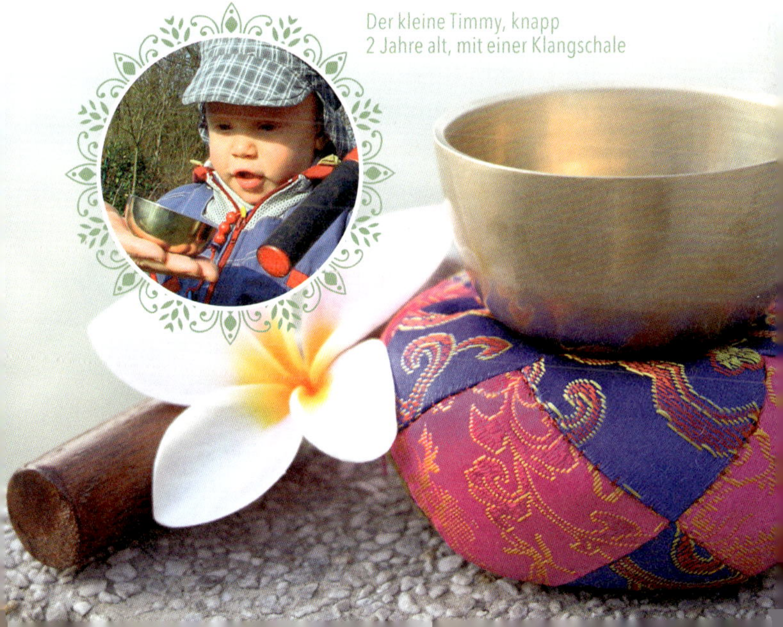

Der kleine Timmy, knapp 2 Jahre alt, mit einer Klangschale

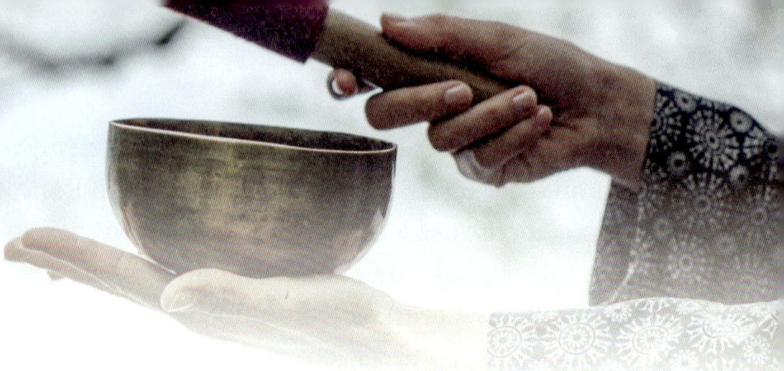

## ÜBUNGSBEISPIELE

### Der eine Ton

Wenn das Kind grobmotorisch weit genug entwickelt ist, können Sie ihm den Schlegel in die Hand drücken. Es wird damit die in die Nähe gehaltene Schale ganz von allein berühren und in Schwingung versetzen.
Erst einmal wird es sich am Krachmachen erfreuen. Nach und nach können Sie die Anschlaghäufigkeit durch die vorsichtige Annäherung der Schale an die Ohren verlängern. So nimmt es auch das wichtige Verklingen wahr.
Selbst beim Baden können Sie Ihr Kind eine kleine Schale mit ins Wasser nehmen lassen, sodass es dort alle vorgestellten Möglichkeiten, wie z. B. »Klanggeist« (S. 65), ausprobieren kann.

### Nasenkribbeln

Schlägt man eine Schale an, so schwingt sie am Rand am stärksten. Diesen Umstand machen wir uns für ein Spiel zunutze, das Kinder wie Erwachsene ganz direkt mit

der musikalischen Schwingung in Berührung bringt: nämlich mit der Nasenspitze. Diese wird an den Rand der Schale gebracht, was ungeheuer kitzelt.
Den ersten Kontakt sollte man grundsätzlich erst mit den Fingerspitzen aufnehmen, um die Wirkung auf den Körper allgemein zu spüren.

## Hörst du ihn noch?

In einer Gruppe oder zu zweit wird abwechselnd eine Schale angeschlagen und dem Ton so lange gelauscht, wie er zu hören ist. Manchmal wird er noch gehört, wenn eigentlich nichts mehr zu hören ist. Dieses Hören ist ein innerliches, und man kann es eher als Erinnern beschreiben. Dies ist eine sehr meditative Übung, die auch als Einschlafhilfe eingesetzt werden kann.

## Klangreise durch den Körper

An allen möglichen Körperstellen kann man die Schwingung einer Klangschale spüren. Alle Übungen, die auf den vorangegangenen Seiten vorgestellt wurden, können auch mit Kindern oder Jugendlichen gemacht werden. Ob vor oder auf dem Körper, eine schwingende Schale ist ein Erlebnis!

## Das Klangschalen-Orchester

Stehen mehrere Schalen zur Verfügung, ergibt sich die Möglichkeit des Zusammenspiels, wodurch ein Vielfa-

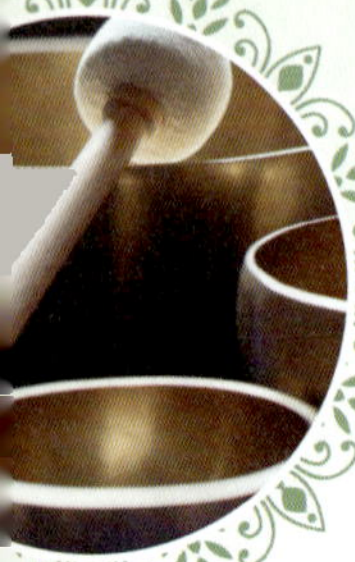

ches an Experimenten möglich wird. Lassen Sie die Kinder ausprobieren, welche Schalen am schönsten zusammenklingen, z. B., wenn die Schalen im Kreis nacheinander oder zusammen angeschlagen werden: Was klingt schöner? Wie klingt eine andere Reihenfolge?

## Auf dem Wasser

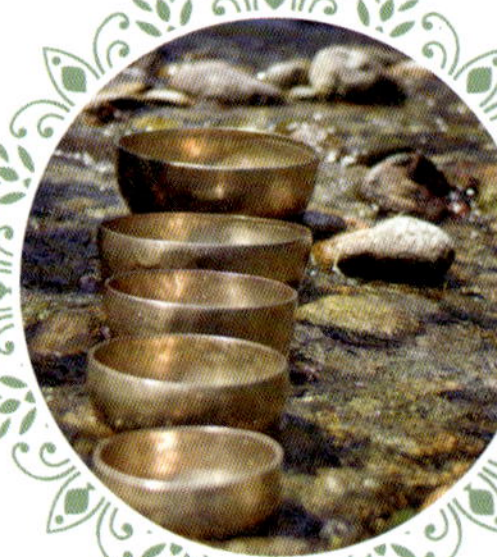

Wie klingt eine Schale, wenn ich sie auf der Wasseroberfläche einer großen Salatschüssel anschlage? Der Klang »eiert« ganz schön herum und klingt irgendwie lustig.

## Der Flummi in der Schale

Nimmt man einen kleineren Gummiball und legt ihn in die Schale, versetzt diese in kreisende Bewegung, so tut der Ball das Gleiche, und die Schale kommt leicht ins Klingen. Dies geht auch mit Murmeln, ist dann allerdings um einiges lauter.

## Der Luftballon und die Klangschale

Ein wunderbarer Effekt und gleich dazu noch eine (unbewusste) physikalische Lehrstunde ist die Begegnung eines Luftballons mit einer Klangschale. Das Kind hält den Luftballon mit beiden Händen, während in ungefähr einem Meter Entfernung eine größere Klangschale angeschlagen wird. Jetzt nähert sich der Klangschalenspieler mit dem Instrument langsam dem Luftballon. Sie können sich schon denken, was geschieht: Irgendwann fängt der Luftballon die Schwingungen der Schale auf und fängt an zu vibrieren. Ein toller Effekt, da diese Schwingungsübertragung eben auf einer unsichtbaren Ebene – nämlich der Luft – abläuft.

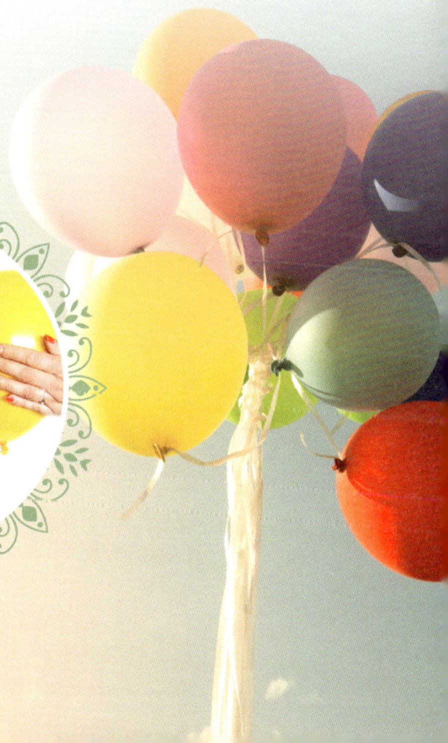

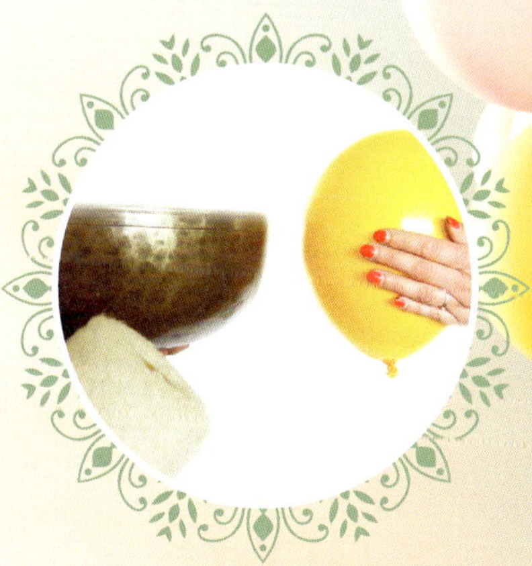

Luftballon und Klangschale

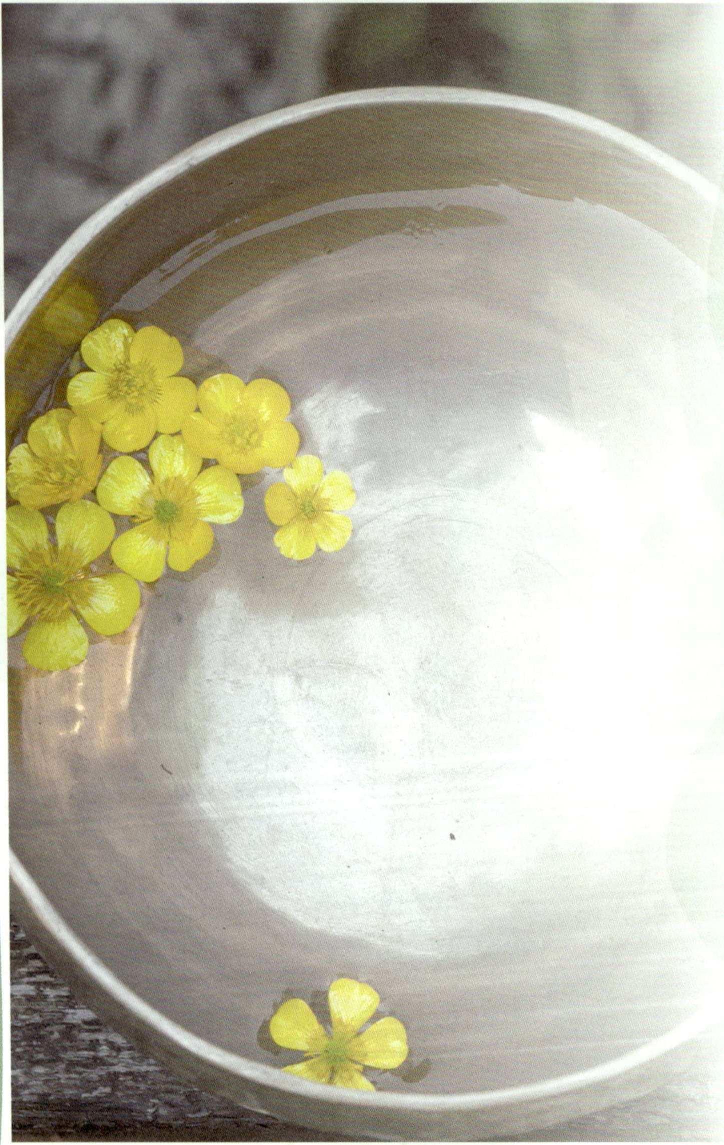

# Die Wasser-Klangschale

Normalerweise können wir Klänge nur hören und fühlen. Die schwingende Saite ist auf der Gitarre oder Harfe am besten zu sehen. Aber den Klang selbst, der über die Luft in unsere Ohren gelangt, können wir nur über andere Materie sichtbar machen. Eines der sensibelsten Elemente dafür ist das Wasser.

Auf diesem Bild sehen wir das Klangmuster in einer mit Wasser gefüllten Klangschale. Das vibrierende Metall bringt das Wasser im Moment des Klingens in eine Schwingung, die sich mit dem Verklingen auch wieder beruhigt. Hat man solch eine Wasser-Klangschale vor sich, wird man nicht müde, immer wieder neue Muster mit dem Anschlagen der Schale zu erzeugen.

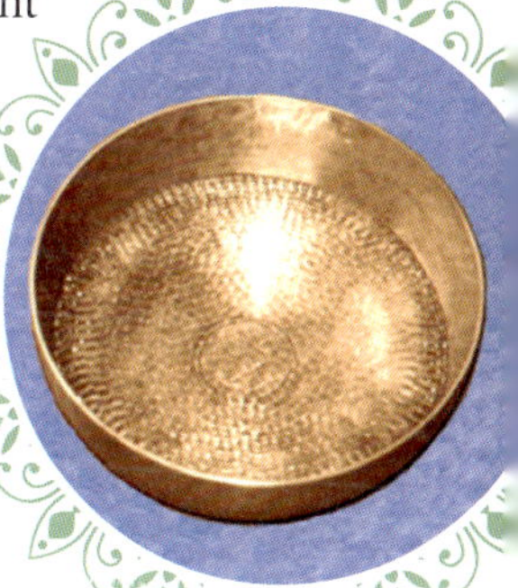

Wassermuster in der Klangschale

Bei stärkerem Anschlag entsteht im Wasser ein Grundmuster, über das ich immer wieder staune: Es zeigt sich ein Viereck. Die Erklärung für dieses Phänomen bekam ich erst vor Kurzem von Christoph Grosse: Es liegt an den Tönen der Schale. Wenn Sie sich die Abbildung auf Seite 33 anschauen, sehen Sie das Schwingungsmuster eines Sinustones, eines sehr reinen und gleichmäßig schwingenden Klanges. Die vier Schwingungsknoten sind die vier Spitzen einer doppelten Sinusschwingung. Die nicht schwingenden Stellen sind die vier Nullstellen auf der Phase. Im Wasserbild sehen Sie die Höhen und Täler dieser Schwingung.

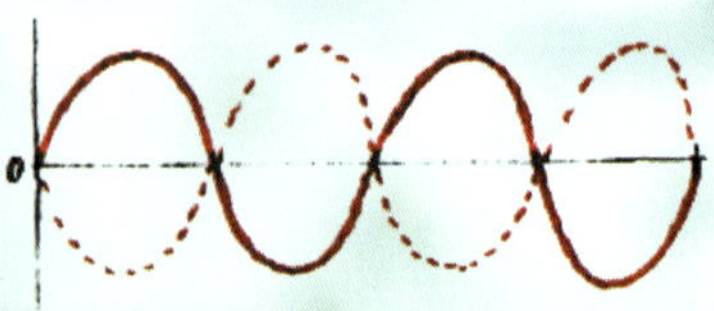


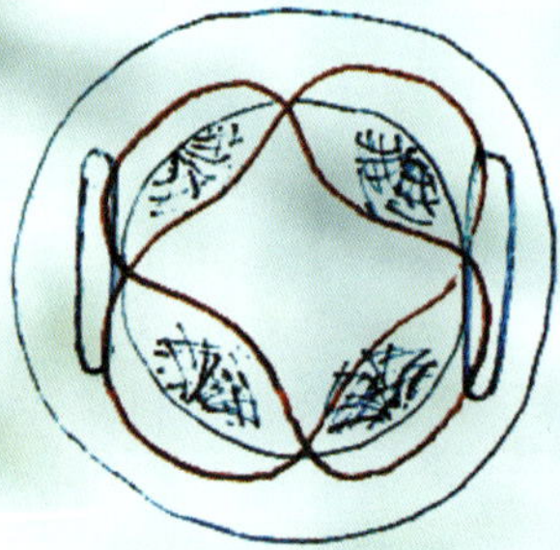

Abb. 52: Skizzen von Christoph Grosse

Alexander Lauterwasser fotografierte viele dieser Schwingungsbilder. Sie sind in seinem Buch »Wasser Klang Bilder – Die schöpferische Musik des Weltalls« zu bewundern.

Einen erstaunlichen Effekt erhalten Sie bei folgendem Experiment: Sie füllen eine Klangschale beliebiger Größe mit Wasser. Schlagen Sie nun mit einem weichen Schlegel mit steigender Intensität gegen den oberen Rand, so reagiert das bisher stille Wasser damit, dass

Tröpfchen in Kreuzform explosionsartig hoch in die Luft springen. Hieran können Sie sehr schön die physikalische Regel der Ausbreitung von Materie, die den Weg des geringsten Widerstands nimmt, sehen.

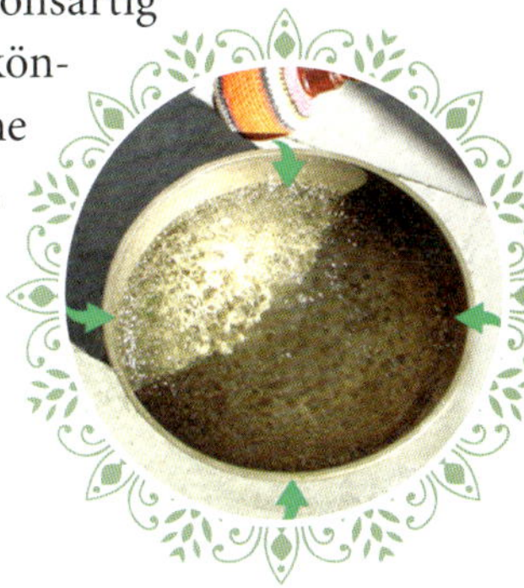

Viereckmuster in der Klangschale

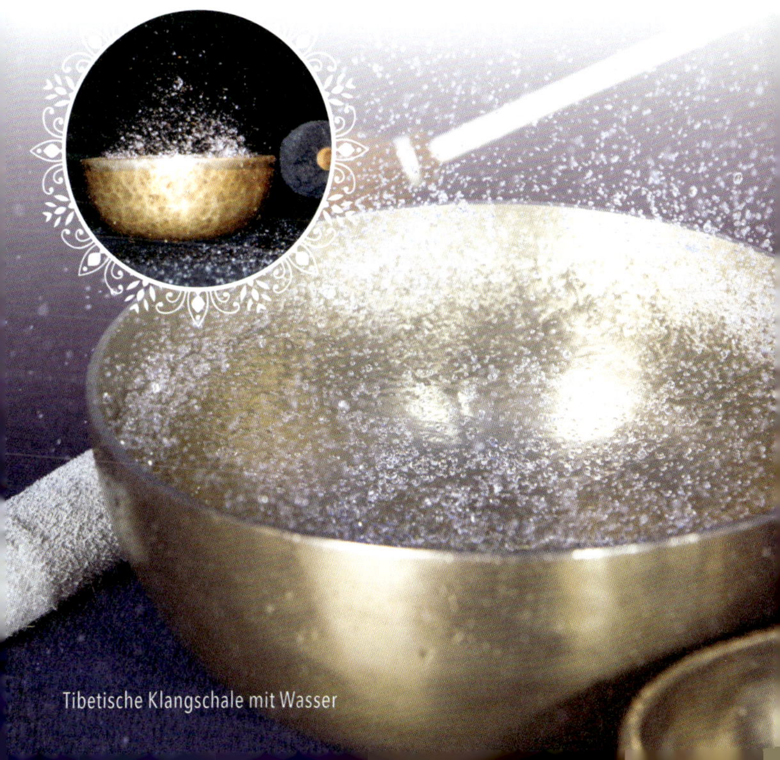

Tibetische Klangschale mit Wasser

## BADEN IM KLANG DER SCHALE

Stellen Sie sich nun einmal vor, Sie halten Ihre Hände oder Füße in eine mit warmem Wasser gefüllte Klangschale und schlagen diese an. Eine sehr feine, aber doch fühlbare Schwingungsmassage durchdringt Ihre Gliedmaßen und setzt sich bis in Ihren Leib fort. Dies können Sie natürlich auch erleben, ohne dass sich Wasser in der Schale befindet. Doch mit Wasser ist der Effekt noch viel stärker.

Durch die Schwingungsübertragung können Sie den Ton der Schale am Schulterblatt der Person hören, die ihre Hände in die Schale hält. Dafür legen Sie ein Ohr auf das Schulterblatt. Ein unbeschreibliches Gefühl.

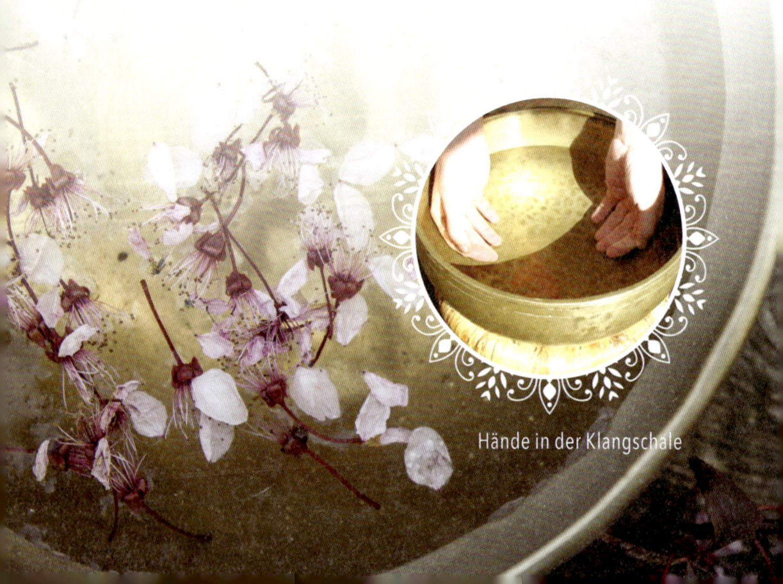

Hände in der Klangschale

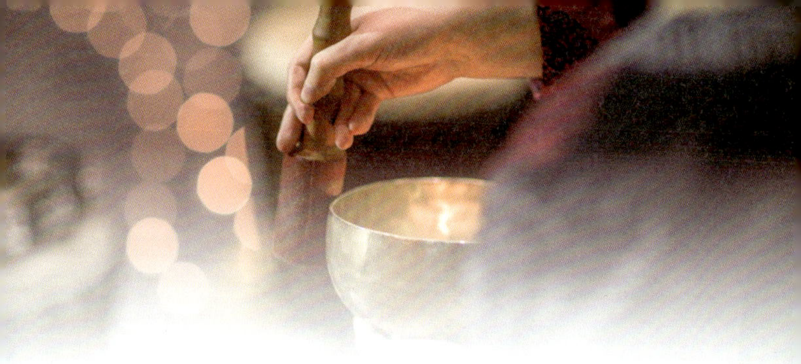

# Das Klangschalen-Orchester

Sollten Sie mehrere Klangschalen besitzen – und als Klangschalen-Fan gehe ich da von mir selbst aus –, so können Sie in Ihrem eigenen Klangschalen-Orchester spielen. Bauen Sie die Schalen im Halbkreis vor sich auf, vielleicht nach Größe sortiert. Schlagen Sie sie nacheinander an, und registrieren Sie die »Harmonie«, in der sie erklingen. Schalen, die aus dem Zusammenklang stark herausfallen, fassen Sie einfach zu einer neuen Gruppe zusammen.

Das Klangergebnis Ihrer Sammlung wird nicht immer Ihren Vorstellungen entsprechen, da jede Schale ihre eigene Klangcharakteristik aufweist. Es tönt erst einmal eine »Klangsuppe«, die von Schwebungen geprägt ist. Das sind Frequenzreibungen, die erzeugt werden, wenn fast gleiche Töne zusammen erklingen. Kombinieren Sie alle Möglichkeiten der Anschlagstechniken. Seien Sie Ihr eigener Dirigent, Ihre eigene Dirigentin.

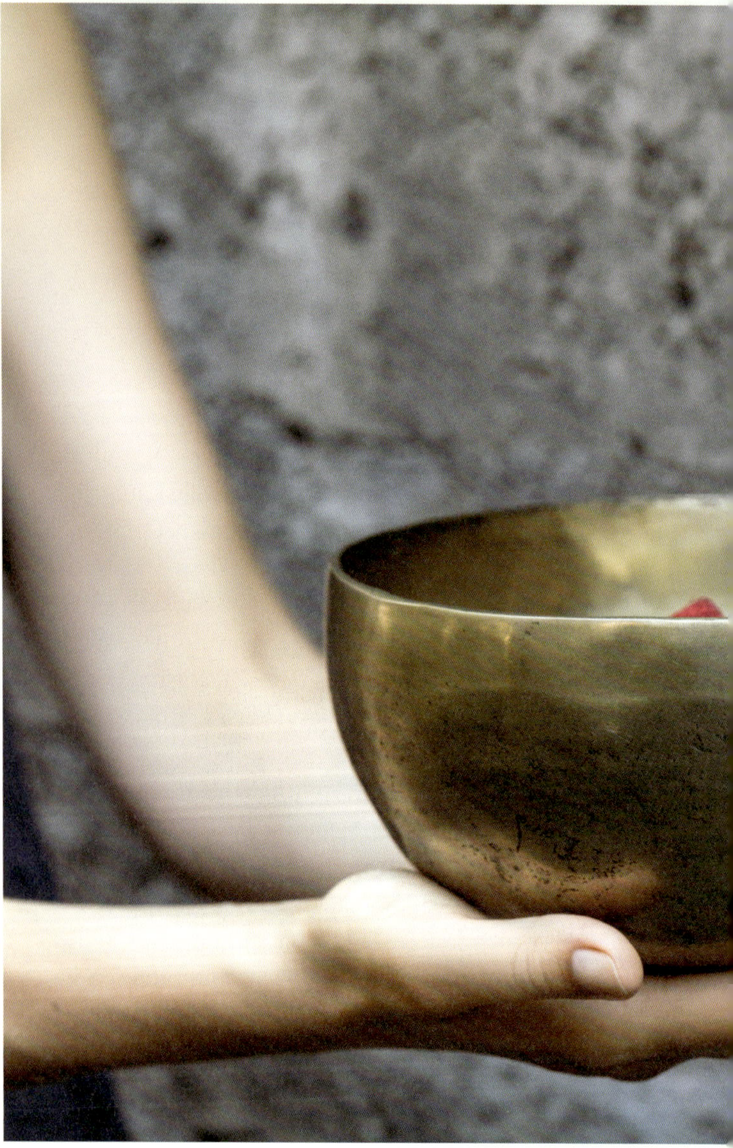

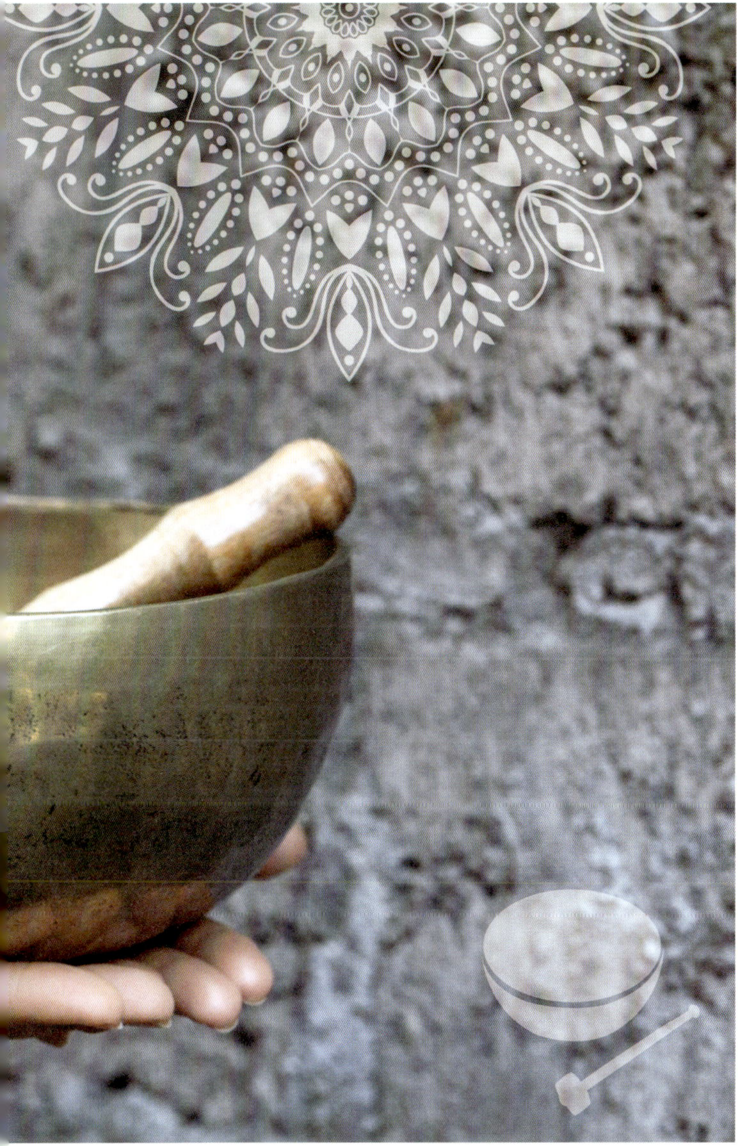

# Besonderheiten

## DIE KRISTALL-KLANGSCHALE

Eine Besonderheit sind Klangschalen aus Quarzsand, einem Abfallprodukt der Industrie. Sie sind in verschiedenen Größen erhältlich und eigentlich nur durch Reibung in einer zufriedenstellenden Lautstärke zum Klingen zu bringen. Allerdings erklingen sie dann in einer Intensität, die den Kollegen aus Metall in nichts nachsteht. Empfindlich und nicht gerade billig, bilden sie mit einem Licht in ihrer Mitte einen sehr dekorativen Blickfang.

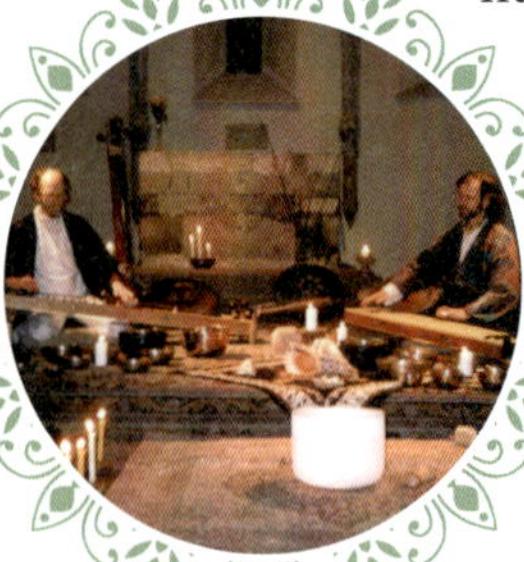

Obertonkonzert mit Hans-Peter Klein in der Ruprechtskirche, Wien, mit einer Kristallklangschale im Vordergrund

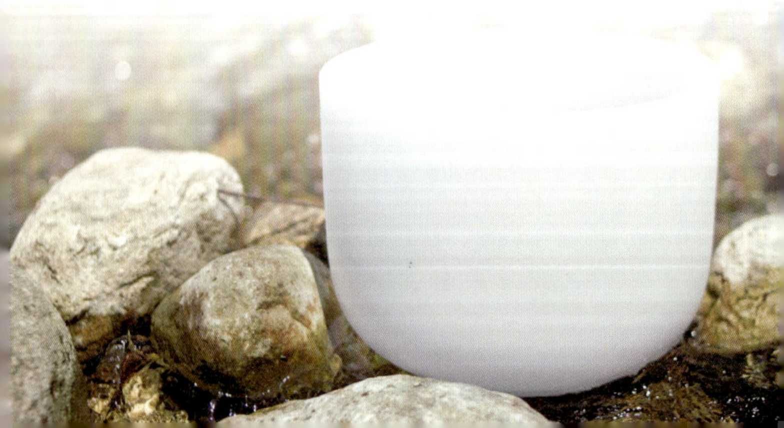

## DIE CHINESISCHE WASSERSPRINGSCHALE

Nach alten Zeichnungen aus China hat Christoph Grosse aus Pforzheim diese Klangschalenversion entwickelt. Er baut sie heute in fünf verschiedenen Größen aus Glockenguss.

Das Reiben der Griffe bringt die Schale zunächst zum Brummen im Grundton, zudem breiten sich mehrere Obertöne sphärisch aus und sind selbst über große Entfernungen hörbar. Dabei entstehen im Wasser bestimmte Figuren, bei entsprechender Stärke springt es sogar.

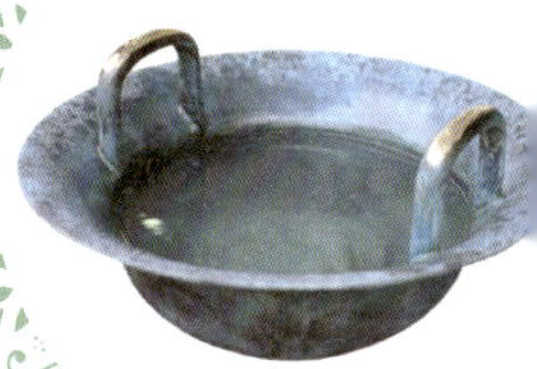

Chinesische Wasserspringschale; Foto © mit freundlicher Genehmigung von Peter Stein/Steinklang.de

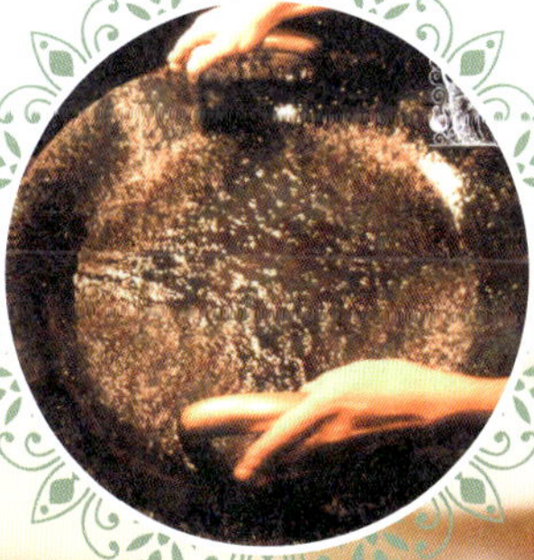

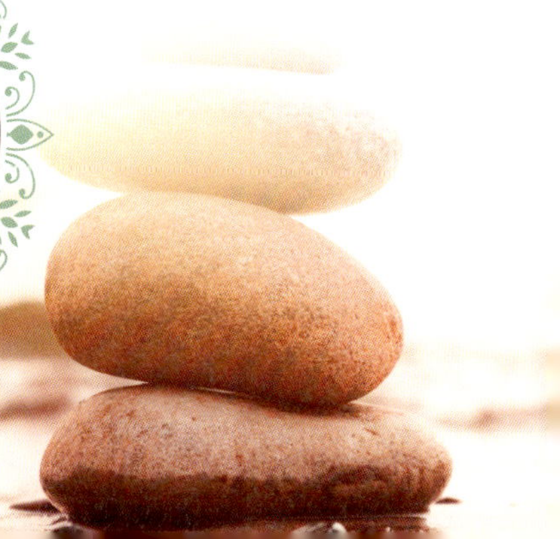

Chinesische Wasserspringschale in Schwingung

## DER SOUNDWAVER UND DIE KLANGSCHALE

Ein Bekannter hat mich auf die Idee gebracht, mit dem Soundwaver© zu experimentieren. Dieses Gerät kann etwas ganz Besonderes: Es überträgt Musik auf schwingungsfähige Materialien wie Holz, Glas, den Fußboden etc. Mit dem speziellen Saugfuß für glatte Flächen können Sie ihn unter einer Klangschale befestigen, die günstigenfalls auf einem unten offenen Gestell steht. Bei kleineren Schalen reicht es, den Soundwaver auf eine rutschfeste Unterlage zu stellen.

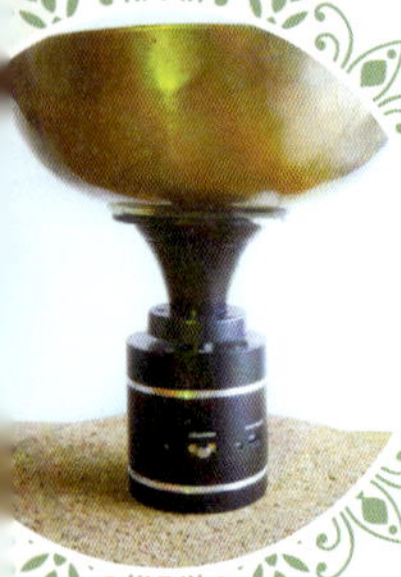

Soundwaver mit Klangschale und Wasser

Die Musik wird durch einen beliebigen Tonträger – MP3-Player, Handy, Laptop mit Bluetooth- oder USB-Anschluss – auf den Soundwaver übertragen.
Vergleichen Sie einmal klassische Musik mit Rock-Pop oder sonstiger rhythmischer Musik. Wie reagiert das Wasser?

Hochinteressant ist dies auch mit einem Tongenerator, den Sie als App für Ihr Tablet oder Handy bekommen. Wenn Sie die Wasserklangbilder von Alexander Lauterwasser kennen, wissen Sie schon, worauf ich hinauswill.

Nun können Sie selbst zuschauen, wie die Musik das Wasser in faszinierende Muster verwandelt – je nach Höhe der eingestellten Frequenzen.

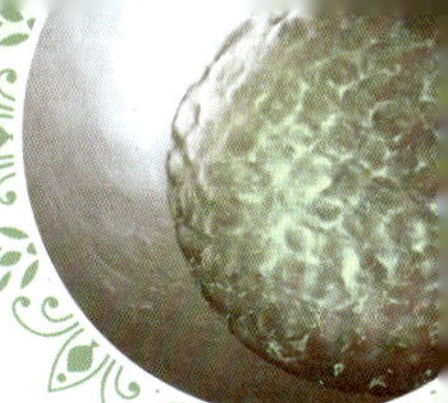

Mit Tongenerator und Soundwaver erzeugtes Wasserbild

## DIE WAH-WAH-TUBE

Eine relativ neue Entwicklung ist die Wah-Wah-Tube (engl. tube: Röhre). Dabei handelt es sich um eine Aluminiumröhre, ähnlich einer Röhrenglocke. Das Schallloch der Tube bietet die tolle Möglichkeit – wie der Name schon ausdrückt –, mit dem Daumen der Hand, die das Instrument hält, einen Wah-Wah-Effekt zu erzeugen, indem man ihn hin- und herbewegt, nachdem man die Tube angeschlagen hat.

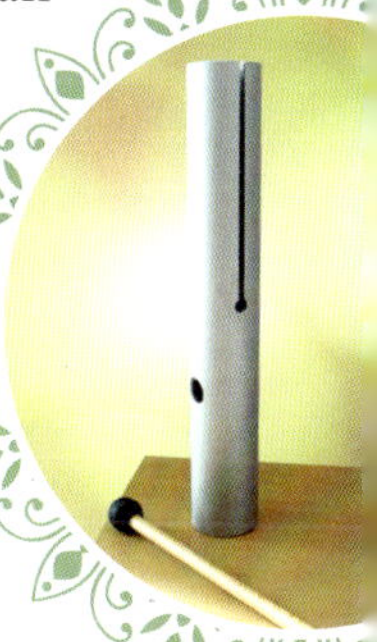

Wah-Wah-Tube

Beim Anschlagen nahe dem Schlitz wird der Klang obertonreicher. Ansonsten ist er sehr intensiv, sodass man ihn gut zu Klangmassagen oder ähnlichen Zwecken verwenden kann.
Wenn Sie die Tube während des Klingens in der Luft bewegen, wird der Ton sphärisch und gewinnt enorm an Ausdruckskraft.

## DAS RÖHREN-GLOCKENSPIEL

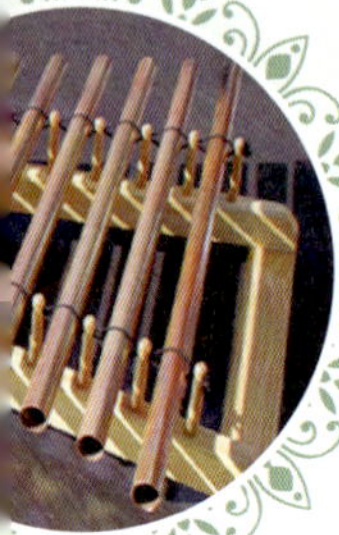

Jochen Fassbaender baut wunderbare Röhren-Glockenspiele in allen Größen.
Sie klingen wegen der speziellen Aufhängung sehr lange nach. Sie sind eine wunderbare Ergänzung zum Klangschalen-Spiel.

Röhrenglockenspiel

## DIE TIBETISCHE GEBETSGLOCKE

Ebenso wie Klangschalen hat auch die tibetische Gebetsglocke Tribu einen intensiven und obertonreichen Klang. Sie ist eines der wichtigen Ritualinstrumente der tibetischen Mönche und wird während der Textrezitationen mit der linken Hand gespielt. Auch sie kann einfach angeschlagen oder, indem man kontinuierlich mit einem Holzklöppel um ihren äußeren Rand kreist, zum Tönen gebracht werden. Der Schlegel im Innern erzeugt einen sehr hohen Oberton.
Der Metallschlegel im Innern der Gebetsglocke symbolisiert das Männliche, die Form der Glocke das Weibliche.

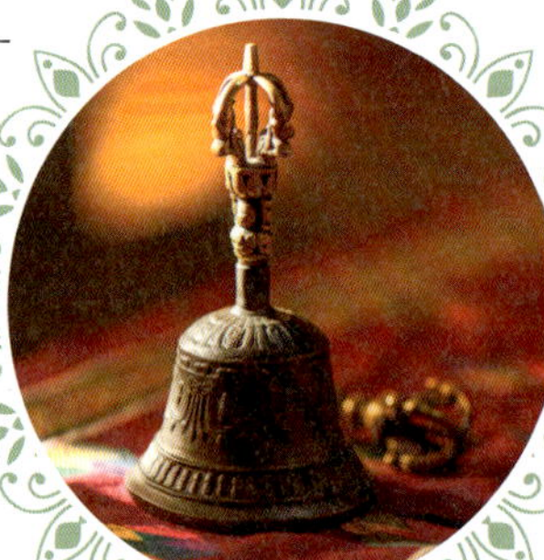

Tibetische Gebetsglocke: Tribu

## DIE ZIMBELN

Die höchsten Töne von metallenen Instrumenten kommen sicherlich von den Zimbeln oder Ting Sha. Diese beiden Metallscheiben, mit einer Schnur verbunden, weisen mikrotonale Stimmungsunterschiede auf, sodass sehr starke Schwebungen (fast identische Schwingungen, die beim Aufeinandertreffen Geräusche verursachen) entstehen. Ihr lang anhaltender hoher Ton hat einen starken Signalcharakter und kann zum Beginn oder zur Beendigung von Meditationen eingesetzt werden.

In Indien fehlen Zimbeln bei keinem musikalischen Straßenensemble.

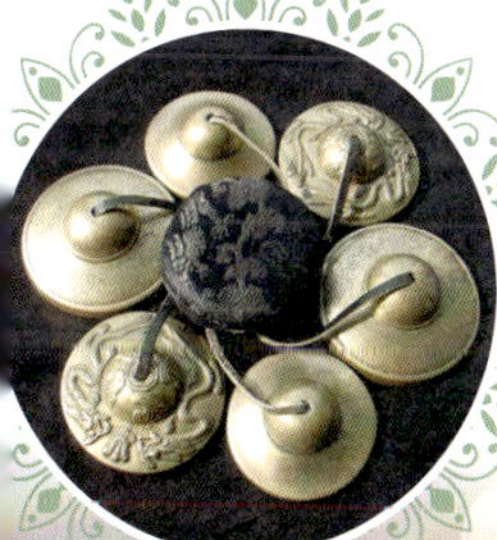

Die hohen Schwingungen der Zimbeln und deren Obertöne sollen übrigens eine Energie erzeugen, die die Hirnrinde anregt. Laut Dina Rees helfen sie sogar bei Depressionen.

Zimbeln: Ting Sha

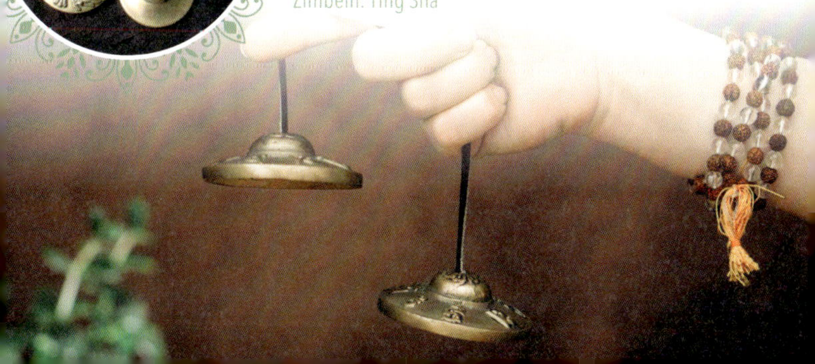

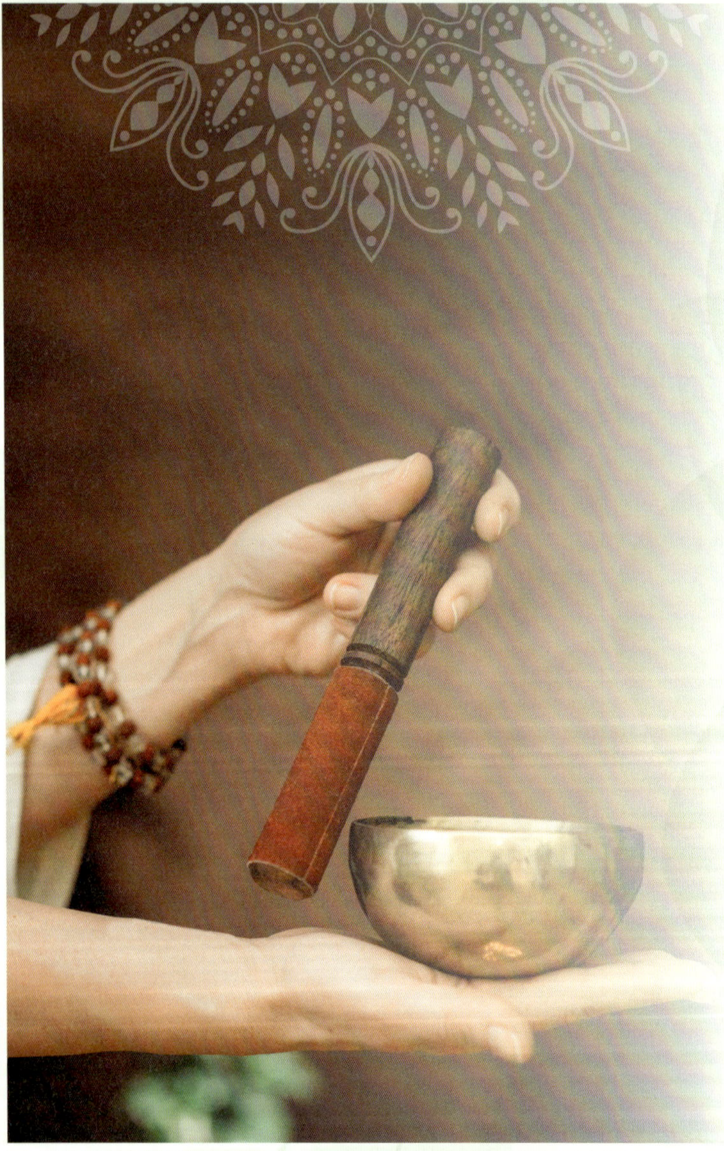

# Handhabung und Pflege

## KANN EINE SCHALE KAPUTTGEHEN?

Ja, sie kann. Ein schmerzliches, aber sehr deutlich in meiner Erinnerung gebliebenes Erlebnis war das Zerbrechen einer meiner großen tibetischen Metallklangschalen. Etwas, was ich nicht für möglich gehalten hatte, war geschehen:

Eine Seminarteilnehmerin probierte aus (allerdings auf mein Geheiß hin), wie sich die Schale auf dem Kopf anfühlen würde. Plötzlich fiel die Schale auf den Teppichboden und bekam einen etwa sechs Zentimeter langen Sprung unterhalb des Randes. Der Schock war bei der Teilnehmerin größer als bei mir. Und so musste ich sie mehr trösten als sie mich. Aus diesem Vorfall entstand dann eine Freundschaft, die wohl bedeutender war als das Missgeschick selbst. Trotzdem war es eine lehrreiche Erfahrung, aus der eine vorsichtigere Umgehensweise mit den Schalen resultierte.

*Also:* Gehen Sie achtsam mit Ihren Schalen um, lassen Sie sie nicht fallen, und packen Sie sie bei einem Transport gut ein.

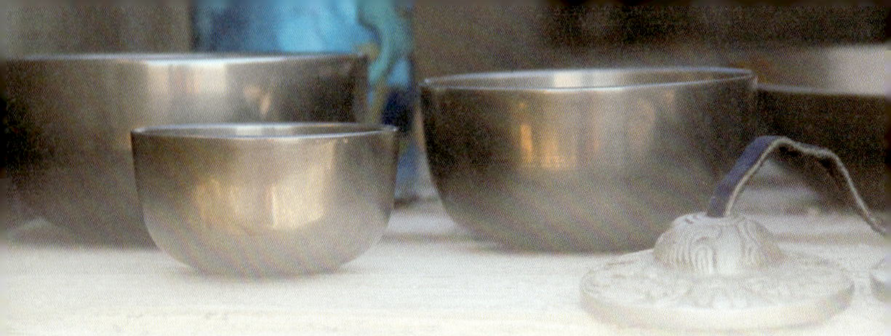

## KANN EINE SCHALE REPARIERT WERDEN?

Es kommt darauf an. Natürlich dachte ich, dass ein guter Silberschmied den Riss in meiner Schale »kitten« könnte. Aber dies gelang trotz zweimaligem Versuch nicht: Nach scheinbar erfolgreicher Reparatur stand die Schale so unter Spannung, dass nach geraumer Zeit wieder ein Riss entstand. Ich denke, dass bei kleineren Klangschalen eine Reparatur möglich ist, wenn diese denn überhaupt einmal reißen sollten.

## DIE PFLEGE

Normalerweise braucht eine Klangschale nicht geputzt oder instand gehalten zu werden. Wenn sie viel benutzt wird – das heißt, wenn sich viele Fingerabdrücke auf ihr befinden –, können Sie sie mit einem Silberputztuch oder einem feuchten Tuch säubern. Wenn es allerdings ein »altes Stück« ist, sollten Sie das – wenn überhaupt – nur mit aller Vorsicht tun. Die sogenannte Patina, also der altersbedingte Oberflä-

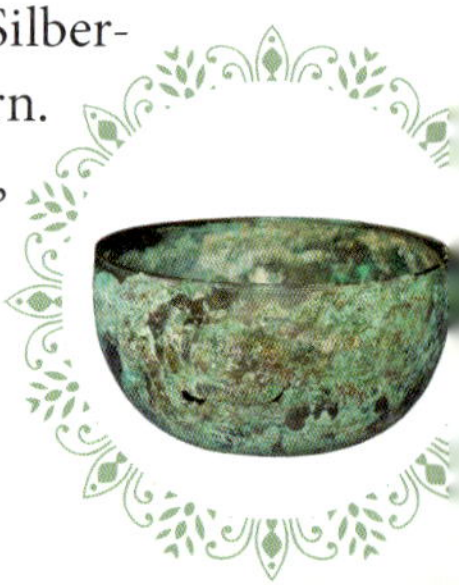

chenbelag, ist ein Qualitätsmerkmal und Bestandteil einer alten Schale, die blank geputzt weitaus weniger »original« aussähe. Die neuen Schalen, die meist aus Messing bestehen, kann man getrost mit einem Putzmittel glänzend reiben.
Sollten durch Feuchtigkeit doch einmal Grünspanstellen auftauchen, so kann man diese vorsichtig mit feinem Sandpapier oder mit Putzmittel entfernen.

Ich selbst bin mit den Schalen und einem chinesischen Gong oft im Thermalwasser. Sollten Sie – auch in der eigenen Badewanne durchaus zu empfehlen – einmal ein solches Klangbad nehmen, dann trocknen Sie die Schalen anschließend gründlich ab, damit sie keine unansehnlichen Flecken bekommen.

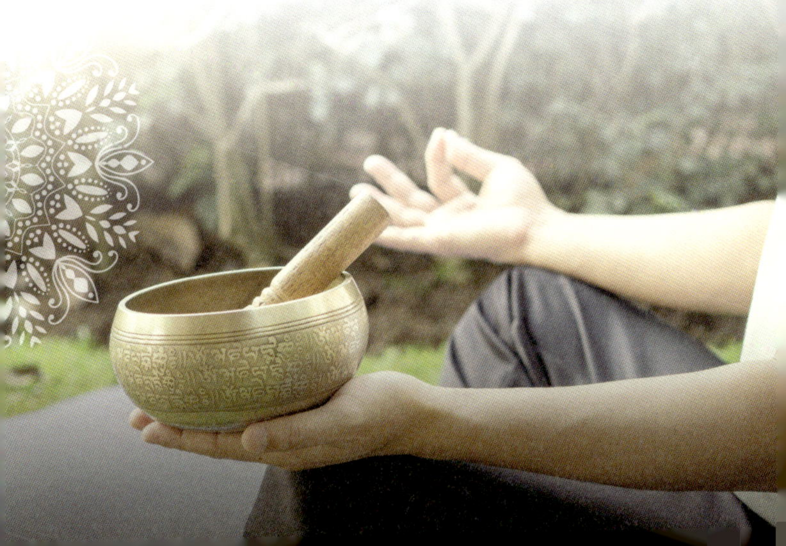

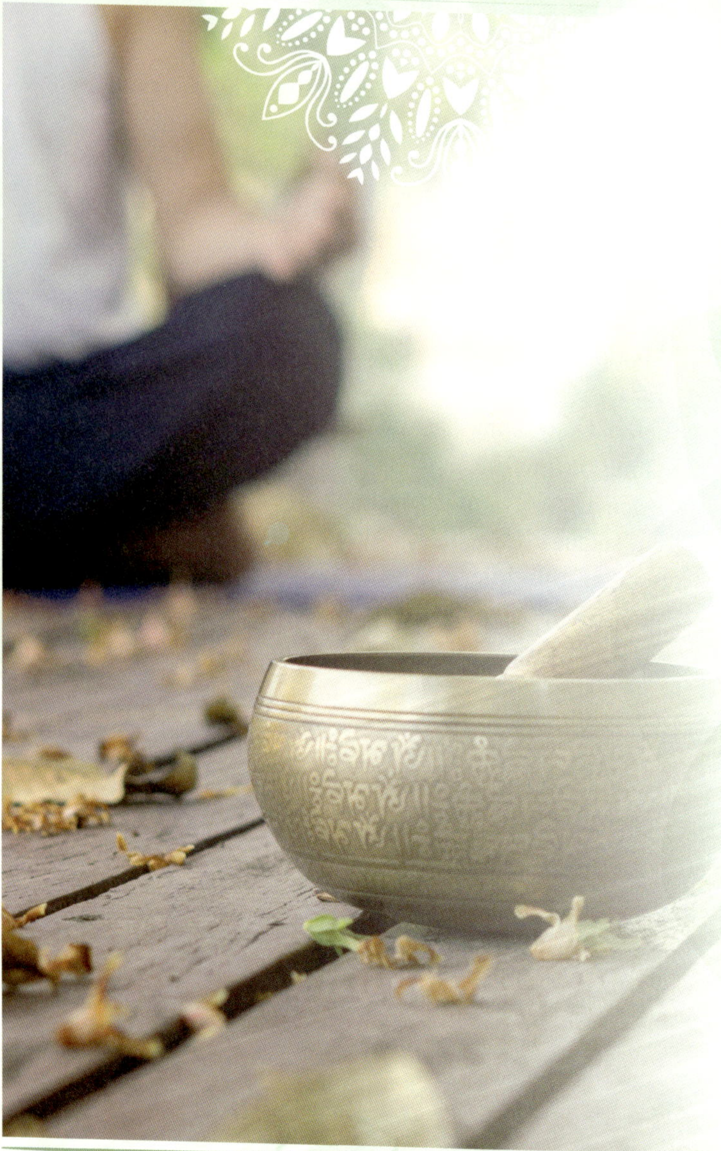

# Der Klangschalen-Koan

Eine beliebige Klangschale steht vor mir. Ich halte sie mit meiner linken Hand am Rand fest und schlage sie an. Dies gibt ein unschönes »Klack«. Dann lasse ich los und schlage sie sanft mit einem Lederschlegel am äußersten Rand an, sodass sie tönen kann.
Ein klares Bild und Beispiel für uns selbst: für ein »Festhalten« oder Verspannen unseres Selbst, das nicht immer locker und schwingungsfähig ist. Und dann das Schwingen und Tönen der frei stehenden Schale, die den vollen Ton von sich gibt, wenn sie nicht festgehalten wird.

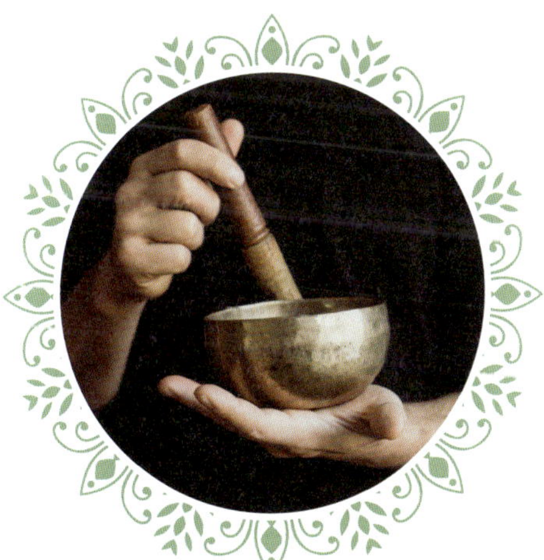

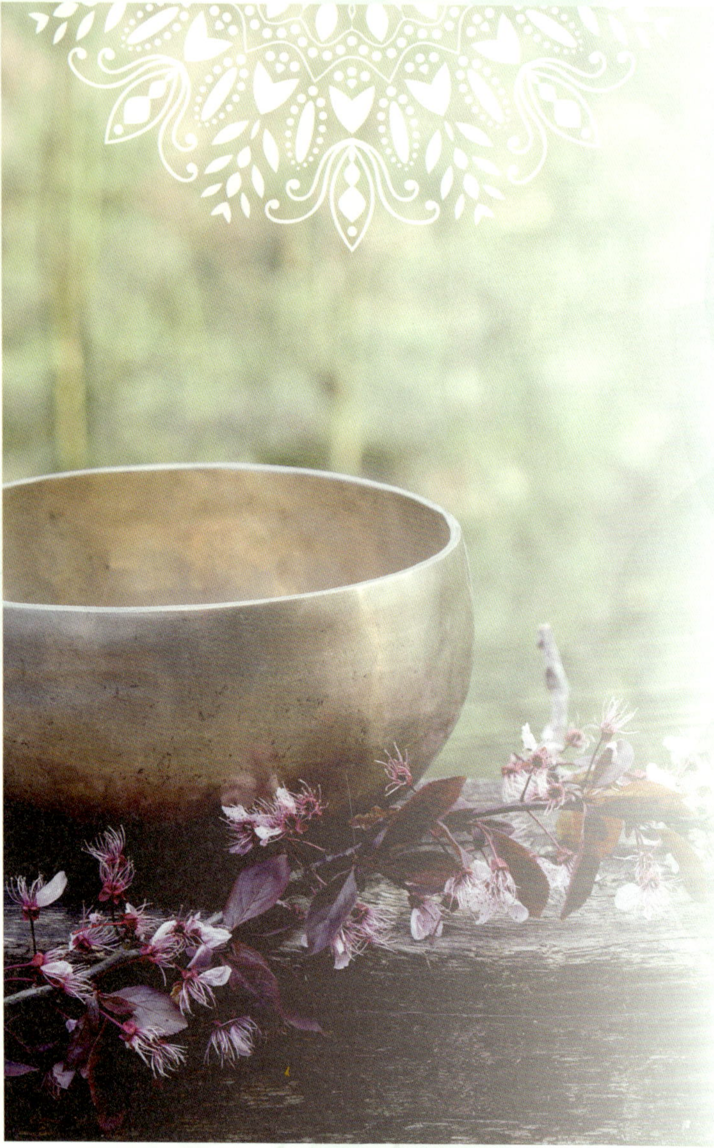

# Anhang

## KLANGSCHALEN-DISKOGRAFIE

**Abaton Vibra:**
*Planet Sound – Die Reise durch die Chakren*
*Planet Sound 2 – Die Reise nach innen*

**Acama:** *Bell of Tibet*

**Back, Hans de:** *Singing Bowl Meditation 1*

**Becher, Danny:** *Tibetan Singing Bowl*

**Kluin, Kirsten:** *Lichtwege*

**Marek, Vlasta:** *Tibetan Bowls – Overtone Music*

**Sangeet, Antar:** *Klangschalen-Meditation – Vier Klangbilder mit Klangschalen*

**Tillmann, Rainer:**
*Nada – The Sound of Planets 1 + 2*
*Deva – Crystal Sounds*
*Prana-Gongs and Tibetan Singing Bowls for Meditation & Healing*
*Chakra-Delight*

**Tillmann, Rainer & Back, Hans de:**
*Ancient Treasures*

**Wiese, Klaus:** *Tibetische Klangschalen 2*

**Michael Reimann**, Ernst-Jäger-Str. 4,
51766 Engelskirchen, Tel.: 02263-951602,
www.michaelreimann.de
*Seminare, CD-Produktion, Bücher, CDs, Konzerte*

**Claudia Krüger**, Hauptkanal rechts 58–60,
26871 Papenburg, Tel.: 04961-7686406,
E-Mail: info@ein-klang-raum.de,
www.claudia-krueger.de
*Klangschalen-Massage*

**Klang – Balance – Horizonte, Ilona Mayer**,
86637 Wertingen/Gottmannshofen,
Tel.: 08272-643732, www.ilonamayer.de
*Klangschalen-Massage, Klangschalen-Seminare*

**Klang & Stille GmbH, Ute Schombert**, Hauptstr. 17,
74189 Weinsberg, Tel.: 07134-23448
*Fachversand für Meditationsbedarf, Klangschalen und Zubehör*

**Mental-Oase, Zentrum für Mental-, Gesundheits- und Lernberatung Elke Rüschenbaum**
Tel.: 06151-3083090,
E-Mail: info@Mental-Klang-Oase.de,
www.mental-klang-oase.de
*Klangmassage, Erlebnisabende*

**Freies Musikzentrum e. V. München,**
Ismaninger Str. 29, 81675 München
Tel.: 089-4706314 / 089-4142470,
E-Mail: info@freies-musikzentrum.de,
www.freies-musikzentrum.de
*Musikseminare*

**Institut für Klang-Massage-Therapie, Peter Hess,**
Ortheide 29, 27305 Uenzen, Tel.: 04252-9389114,
E-Mail: info@peter-hess-institut.de,
www.peter-hess-institut.de
*Seminare und Acama-Klangschalen*

**Schloss Freudenberg, Gesellschaft Natur & Kunst,**
65201 Wiesbaden, Tel.: 0611-4110141,
www.schlossfreudenberg.de
*Erfahrungsfeld von Kükelhaus*

**Die Welt der 1000 Klänge**, Inh. Florian Raeck,
Hahnenfurterstr. 3, 40629 Düsseldorf
Tel.: 0211-282478, E-Mail: mail@1000-klaenge.de,
www.1000-klaenge.de
*Asienimporte: Klangschalen, Tamburas etc.*

**Phenomena, Christoph Grosse,**
Brettener Str. 41, 75177 Pforzheim
Tel.: 07231-358765, www.ch-grosse.de
*Wasserspringschalen*

**Abaton Vibra, Frank Plate**, Alleenstr. 35,
72666 Neckartailfingen
Tel: 07127-9484764, www.sound-spirit.de
E-Mail: info@abaton-vibra.de
*Planetenklangschalen, Asiatika und mehr*

**Steinklang**, Inh. Peter Stein, Vogelsangweg 36,
88348 Bad Saulgau, Tel.: 07581-2007525,
www.steinklang.de
*Obertoninstrumente*

**Klang und Seele, Kirsten Kluin**, Osterstr. 11,
26548 Norderney, Tel.: 04932-5483072,
Mobil: 0172-9600912,
E-Mail: kontakt@klangundseele.de,
www.klangundseele.de
*Klangmassagen, Konzerte, Seminare*

**Klangschalen-Center GmbH**, Stengerstraße 23,
63741 Aschaffenburg Tel.: 06021-442234,
E-Mail: info@klangschalen-center.de,
www.klangschalen-center.de
*Traditionelle und exklusive Klangschalen aus Nepal, Geschenk-Sets, Zimbeln und Gongs*

# BILDNACHWEIS

S. 20, 21, 22: © Klang & Stille GmbH, Weinsberg
S. 14, 91: © Peter Stein, www.steinklang.de
S. 84, 85, 86, 90: © Christoph Grosse, Pforzheim
S. 13, 25, 26, 27, 29, 31, 33, 34, 37, 38, 52, 53, 54, 55, 56, 57, 59, 60, 61, 62, 63, 64, 65, 66, 69, 76, 77, 81, 83, 85, 91, 92, 93, 94, 95: © Michael Reimann & Claudia Krüger
S. 68: Hess Klangkonzepte seit 1989, www.nepal-importe.de

Bilder von der Bilddatenbank **www.shutterstock.com:**
**Umschlag:** #355848704 (©jelisua88); #1033290961 (©Subbotina Anna); #475231264 (©TroobaDoor); #710633431 (©Microgen); #718090780 (©OneyWhyStudio); #787754326 (©Somjate Kangwanrattanakul)
**Schmuckelemente Innenteil:** Mandala: #355848704 (© Jelisua88); Bildumrandung: #355848704 (© Jelisua88); Ornament-Linie: #718090780 (© Oney-Why); **Bilder Innenteil:** S. 3: #610929770 (© Peter Szakos); S. 5/6/29/31/38/62/63/84/93: #710633539 (© Microgen); S. 7/100: #787754326 (© Somjate Kangwanrattanakul); S.8: #659246554 (© Okrasyuk); S. 11: #715585147 (© Bandolina); S. 12/96: #628845050 (© Microgen); S. 15: #715581904 (© Bandolina); S. 16: #657660628 (© LedyX); S. 23: #503649511 (© Green Wonderland Creative); S. 26/61/82: #286363475 (© jessicahyde); S. 36: #523312291 (© Green Wonderland Creative); S. 40: #506811676 (© chompoo09); S. 42: #101237458 (© Aleshyn_Andrei); S. 44: #78839605 (© Lana K); S. 45: #321446612 (© PlusONE); S. 46: #1042277725 (© Asmiana); S. 49: #697170631 (© Here); S. 51: #225896446 (© yuratosno3); S. 52: #537332959 (© Veronick); S. 70: #391852828 (© ThomsonD); S. 71: #58983106 (© Neeila); S. 72: #59744084 (© Kzenon); S. 75: #762980263 (© UvGroup); S. 77: #1027263841 (© froggyimage); S. 78: #1085822393 (© Microgen); S. 80: #794358310 (© Min C. Chiu); # 721600057 (© Bandolina); S. 81: #360542597 (© jakkapan); S. 85: #23978242 (© Worldpics); S. 86: #679757224 (© jessicahyde); S. 87: #544545910 (© l i g h t p o e t); S. 89/90: # 1093145582 (©Rostovtsevayu); S. 90: #721598947 (© Bandolina); S. 91: #165194117 (© PHOTOCREO Michal Bednarek); S. 94: #1057460084 (© Denis Dymov); S. 95: #628845041 (© Microgen); S. 98: #647777818 (© Green Wonderland Creative), #146849306 (© MongPro); S. 99: #787521652 (© Somjate Kangwanrattanakul); S. 101: #1018418740 (© anastasiya adamovich); S. 102: #1070826407 (© jessicahyde); S.110: #654852262 (©elementals)

## CLAUDIA KRÜGER

Eigentlich Übersetzerin und Dolmetscherin (Studium an der Humboldt-Universität Berlin), hält Claudia Krüger nach einer Ausbildung in NLP (Master) Stressbewältigungsseminare und Einzelcoachings für Menschen in verschiedenen (privaten und beruflichen) Umbruchsituationen.

Musik ist seit ihrer Kindheit eine wichtige Komponente in ihrem Leben, wie viel Hausmusik, über zehn Jahre Violoncello-Unterricht und jahrelange Chorerfahrung nahelegen. Eine Ausbildung in Klangschalen-Massage nach Peter Hess® (siehe Adressen) ermöglicht ihr seitdem, Einzelsitzungen oder Klangseminare für Erwachsene bzw. Klangnachmittage für Kinder anzubieten.

Claudia Krüger über ihre Arbeit: »Sowohl bei meiner Arbeit als Konferenz-Dolmetscherin als auch beim EIN-KLANG-MENTALTRAINING ist die Kommunikation die Basis. Denn hier wie dort gibt es ›Übersetzungsprobleme‹ – zwischen (verschiedensprachigen) Menschen, zwischen Körper und Geist. Meine Aufgabe sehe ich deshalb immer in der kommunikativen Lösung, ich bin der Vermittler, der mehrere Sprachen kennt – die tatsächlichen und die der Klänge –, und setze die Kenntnis dieser Sprachen zum Wohle der Menschen ein.«

**www.claudia-krueger.de**

## SUSANNE HÜHN

Susanne Hühn wurde 1965 in Heidelberg geboren. Schon mit 5 Jahren beschloss sie, Masseurin zu werden. Nach dem Abitur besuchte sie eine Schule für Physiotherapie, machte 1986 ihr Staatsexamen und arbeitete danach als Krankengymnastin.

Der Zusammenhang zwischen dem Denken und Fühlen und dem körperlichen Symptom, das ihre Patienten jeweils zeigten, interessierte Susanne Hühn besonders, und so absolvierte sie Ausbildungen und Seminare zum Thema ganzheitliche Medizin. Mit 28 Jahren ließ sie sich zur psychologischen Beraterin ausbilden. Aufgrund eigener Themen kam sie auch in Kontakt mit spirituellen Therapieformen wie Kinesiologie und Reinkarnationstherapie.

Parallel zu ihrer Tätigkeit als Physiotherapeutin begann Anfang der Neunzigerjahre Susanne Hühns Weg als spirituelle Lebensberaterin und Meditationslehrerin. Zudem fing sie 1992 an zu schreiben. Nach wie vor faszinierte sie der Zusammenhang zwischen Körper, Geist und Seele, und so begab sie sich auf ihre eigene Forschungsreise. Ihr erstes spirituelles Selbsthilfebuch entstand 1999 und wurde im Schirner Verlag veröffentlicht. Im Jahr 2005 beendete Susanne Hühn ihre Tätigkeit als Physiotherapeutin. Seither widmet sie sich ganz der Lebensberatung und dem Schreiben von Büchern, Artikeln und Geschichten.

**www.susannehuehn.de**

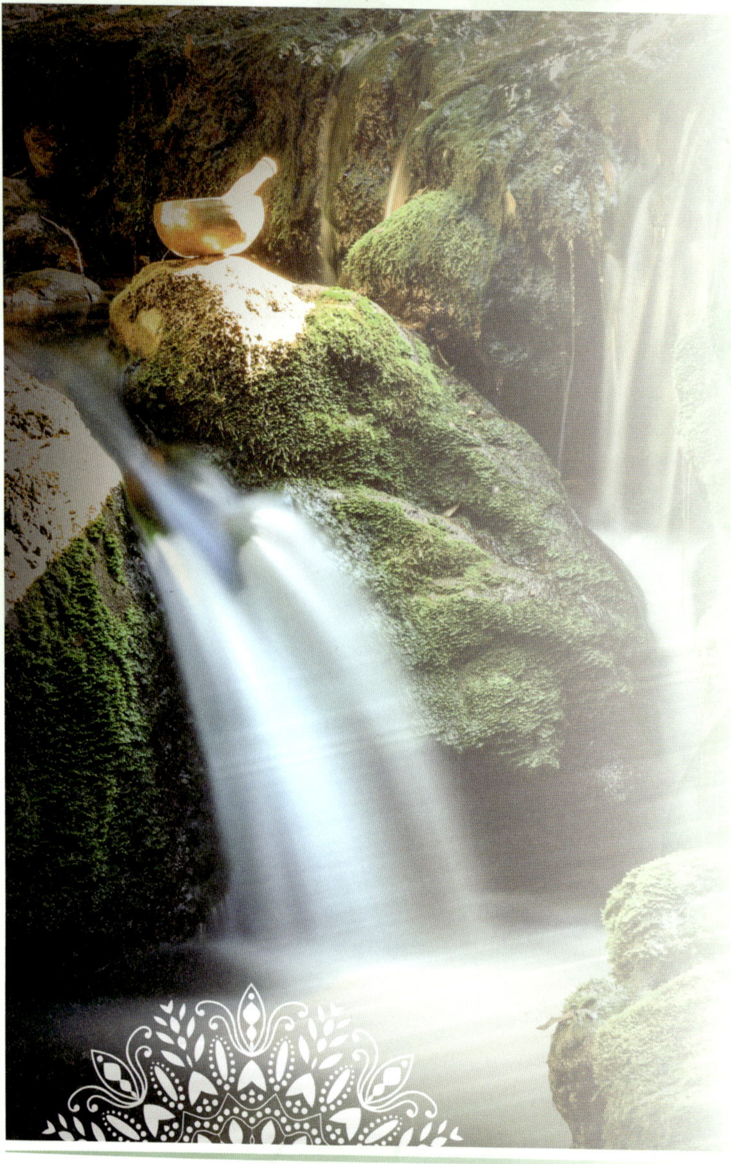

# Über den Autor

Michael Reimann, 1951 in Berlin geboren, studierte an der Kölner Musikhochschule Dirigieren und Chorleitung. Bekannt wurde er durch seine Solo-Konzerttätigkeit als Multi-Instrumentalist und Obertonsänger mit »Klänge der Welt« sowie als Begleiter des Bundeswettbewerbs Gesang, Darsteller beim Saarländischen Rundfunk, WDR-Auftritte und als Lehrbeauftragter der Saarbrücker Musikhochschule, Zusammenarbeit mit Joachim-Ernst Berendt, Christian Bollmann u. v. a. m. Seit 1987 gibt er Konzerte und Seminare in ganz Europa. Neben zahlreichen CDs hat er zum Thema Musik einige Fachbücher veröffentlicht.

**www.michaelreimann.de**
**www.acronmusic.de**

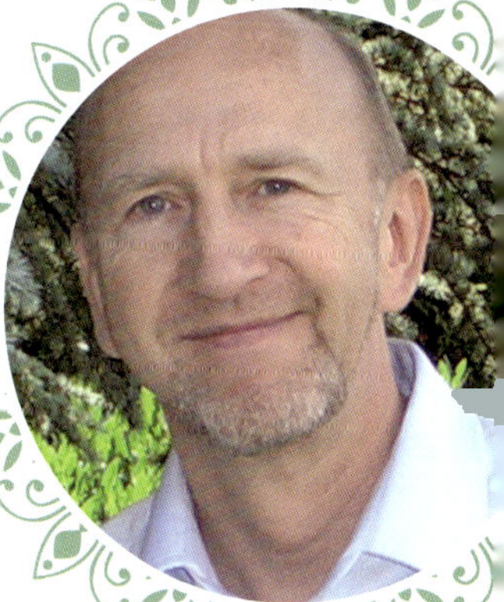